Monika Pigorsch, Bitten Kleeberg,
Nadine Sohn

RückSchau-Arbeit
Übungen mit dementiell
veränderten Menschen

Monika Pigorsch / Bitten Kleeberg / Nadine Sohn

RückSchau-Arbeit

Übungen mit dementiell veränderten Menschen

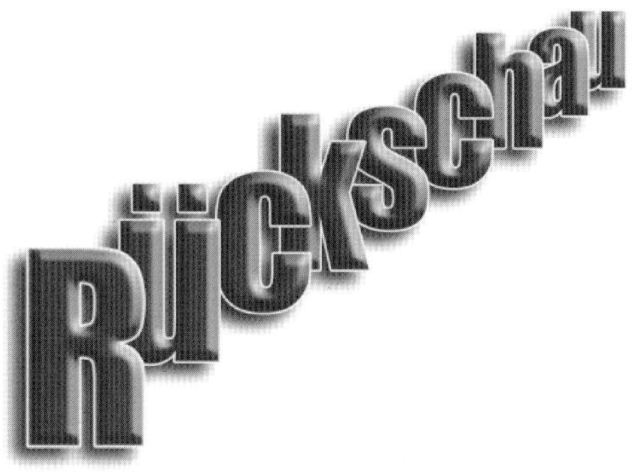

verlag modernes lernen - Dortmund

© 2002 verlag modernes lernen, Borgmann KG, D-44139 Dortmund

2., unveränd. Aufl. 2004
Herstellung: Löer Druck GmbH, Dortmund

 Bestell-Nr. 1043   ISBN 3-8080-0503-3

Inhalt

Vorwort

Zunehmend suchen die Beschäftigten in der Altenpflege (Sozialpädagogen, -arbeiter/innen, interessierte Altenpfleger/innen) nach geeignetem Material, um demente Bewohner anzuregen und deren Erinnerung zu stützen. Oftmals fehlt im täglichen Ablauf die Zeit, sich auf ein Thema aufwendig vorzubereiten; dann muss man auf alltägliche Hilfsmittel zurückgreifen können, die leicht zu beschaffen sind. Dieses Buch soll mit seinen kleinen Übungen, die abwandelbar und keinen Anspruch auf Vollständigkeit erheben, Anregungen geben, mit verwirrten Menschen ins Gespräch zu kommen und ihre Erinnerungen wachzurufen.

In der stationären Altenpflege werden immer mehr Menschen aufgenommen, die unter den verschiedenen Formen von Demenzen leiden, deren Konzentrationsfähigkeit stark eingeschränkt ist und die zeitlich und örtlich oft orientierungslos sind. So irren sie über die Flure der Altenheime in der Hoffnung, einen Weg für sich selber zu finden. Oftmals wird diese psychomotorische Unruhe noch von Ängstlichkeit, Weinen oder Aggressivität begleitet. Diese Menschen sind nicht mehr in der Lage, für sich selbst zu sorgen. Ohne Hilfe würden sie den Weg zu ihrem Zimmer nicht finden, das Essen vergessen oder gar verhungern, sie wissen nicht mehr, wie sie sich anzukleiden haben oder wo sie ihre Notdurft verrichten können. Die Handhabung banaler Alltagsverrichtungen ist als Code in ihrem Gedächtnis nicht mehr vorhanden, es scheint, als habe jemand die Tafel mit den Informationen ausgewischt. Oftmals ist der Bewohner nicht in der Lage, sich selbst real wahrzunehmen. Er hält sich für gesund und leistungsfähig und versteht nicht, weshalb er auf Hilfe angewiesen ist. Reaktionen wie „Alle nehmen mich nicht ernst", „Jemand hat mein Geld genommen" oder „Ich muss nach Hause, um meine Kinder zu versorgen" sind Ausdruck dieser Orientierungslosigkeit. Mitarbeiter der Pflege und des sozialen Dienstes haben nun die Aufgabe, diesen Menschen einen Rahmen zu geben, der für sie überschaubar ist und den sie selbst bewältigen können.

Unser Anliegen ist es, zu verdeutlichen, dass dieser Personenkreis oft noch ein hohes Wissen und Erfahrungspotential besitzt, das durch gezielte und einfache Fragestellungen und Übungen aktiviert werden kann. Hier wollen wir ansetzen, um den zu Betreuenden das Gefühl zu geben – oder es zu erhalten –, dass alte Menschen sehr wohl noch in der Lage sind, „Denken zu können". Ihr geistiges Potential soll Grundlage unserer Übungen sein. Das bisher vorhandene Beschäftigungsmaterial erfüllt diese Aufgabe häufig nicht, da es für diesen Personenkreis zu viele schwierige Fragen aufwirft bzw. die Fragen nicht genau genug formuliert. Der demente Mensch hat oft nicht mehr die Fähigkeit, frei zu assoziieren, ihm fällt es leichter, aus zwei möglichen Antworten die richtige auszuwählen. Wir haben nach neuen Gedächtnisspielen oder Aufgabenstellungen gesucht und uns alter Übungen bedient, die wir dann auf diese spezielle Personengruppe zugeschnitten haben. Es war uns ganz wichtig, dass das Material mit dem früheren, selbständig geführten Lebensalltag der Menschen zu tun hatte und dass es möglichst viele Sinne erfasste. Unsere Erfahrung hat gezeigt, dass es einfacher für unseren Teilnehmerkreis war, die Lösung zu erkennen, wenn bei einer Aufgabe drei von vier Sinnen angesprochen werden konnten (die Erbse schmeckt süß, ist grün und hat eine glatte Schale). Wir haben nun in unseren Aufgabenstellungen versucht, möglichst viele Sinne anzuregen. Bei unserer weiteren Arbeit ist uns aufgefallen, dass die unter Demenz leidenden Menschen jüngeren Betreuern viel über das Alltagsleben vor und während des Krieges vermitteln konnten, wenn sie nur mit klaren Fragen darauf angesprochen wurden. Auch in diesen Fällen haben wir oft dem hilfebedürftigen Menschen schon mit der Frage alternative Antworten angeboten wie z.B. „Haben Sie im Krieg als Hilfsschwester gearbeitet oder haben Sie die Familie versorgt?" Mit dieser Hilfestellung wurde es möglich, Erinnerungstücke auszugraben.

Da wir in einem Drei-Generationen-Team arbeiteten (eine gut 22-jährige, eine fast 48-jährige und eine 66-jährige Autorin), entdeckten wir, wie wichtig es ist, diese alten Lebensgewohnheiten, -gebräuche und -weisheiten – also unser Kulturgut – auch den jüngeren Altenpflegern, Sozialpädagogen und Sozialarbeitern nahezubringen, damit sie einen Zugang zu den Werten und der Welt des alten Menschen finden. Alte Handarbeitstechniken, Kochgewohnheiten und Rituale innerhalb der Familie sind wichtige Ansatzpunkte, um Bilder in dem dementiell veränderten Menschen wachzurufen. Deshalb wurden diese Übungssequenzen in unserem Haus auch als Rückschauarbeit deklariert. Bewohner erinnerten sich mit Hilfe von Anschauungsmaterial und klar strukturierter Fragen, jüngere Mitarbeiter lernten die Welt der gerontopsychiatrisch veränderten Menschen kennen.

In unseren Übungen fördern wir:

● die emotionale Ebene
   (Freude, Trauer, tiefgreifende Ereignisse, Glück),

- die kognitive Ebene
  (Aktivierung des Langzeitgedächtnisses, Vorbeugung von Wortfindungsstörungen),

- die motorische Ebene
  (Hände werden aktiviert, Rhythmus wird wahrgenommen),

- die Sinnebene
  (Riechen, Schmecken, Sehen, Hören, Tasten),

- die soziale Ebene
  (Gemeinschaftserleben, Förderung des Dialogs).

Wir möchten die Leser unseres Buches anregen, die dargestellten Übungen selbst auszuprobieren, eventuell gemäß der Zielgruppe abzuändern und immer wieder neue Übungen zu erfinden, die leicht in diesem Arbeitsbuch notiert werden können.

Es ist ein großes Glücksgefühl zu erleben, wie sich Puzzlestücke aus einer zerbrochenen Erinnerung wieder zusammenfügen und die Freude darüber sich in den Gesichtern und Worten der dementiell veränderten Menschen widerspiegelt. Deshalb:

> Guter Mann, wenn ich Dir sage,
> dass eine Fliege den Pflug ziehen kann,
> frage mich nicht wie –
> sondern spanne sie an.

> *(Muhammed Ali)*

Wir danken allen, die uns bei diesem Projekt unterstützt haben, besonders unserem engagierten Berater, Herr W. Sohn, und wünschen unseren Lesern im Interesse der uns anvertrauten alten Menschen viel Erfolg bei der Umsetzung unserer Anregungen. Viele Ideen haben wir auch im Gespräch mit den dementiell veränderten Menschen im St. Lioba Altenheim in Neuss bekommen, es war ein gegenseitiges Geben und Nehmen.

Dafür bedanken wir uns.

Neuss, im Sommer 2001

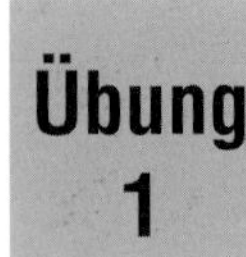

Übung 1

Familie

Vorbemerkungen

Jeder kann zum Thema „Familie" etwas sagen. Nur waren früher die Familien oft sehr groß, das Geld zum Unterhalt war knapp bemessen. Ältere Menschen erinnern sich gern an ihre Ursprungsfamilie, sie können viel über die früheren Lebensgewohnheiten erzählen. Oft war man auch mit verschiedenen Generationen unter einem Dach, es wurde gemeinsam gearbeitet und gelebt. Die Solidargemeinschaft stand im Mittelpunkt.

Wir sprechen an

- ➤ die emotionale Ebene
- ➤ die kognitive Ebene
- ➤ die Sinnebene
- ➤ die soziale Ebene

Materialien

Alte Familienfotos, Stammbäume, Szenen aus früheren Lebenszusammenhängen von Familien.

Durchführung

Die Teilnehmer zeigen, falls vorhanden, eigene Familienfotos. Sie erzählen, wo ihre Fotos geblieben sind, sie überlegen, wer zur Familie gehörte und wie seine Stellung innerhalb der Familie war. Es wird über Arbeits- und Lebensbedingungen von Familien gesprochen. Wann wurden Familienfotos gemacht?

Varianten

- ➤ Die heutige Familie – ihre Besonderheiten und Schwierigkeiten.
- ➤ Arbeits- und Lebensbedingungen – früher und heute.

> Personen, die mich innerhalb der Familie besonders gefördert haben, werden charakterisiert.
> Einflussnahme innerhalb der Solidargemeinschaft.

Notizen

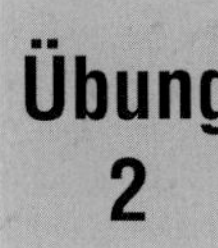

Übung 2

Wohnen

Vorbemerkungen

Die eigene Wohnung hat im Leben eines jeden Menschen einen hohen Stellenwert. Alle, besonders Frauen, wenden viel Zeit und Energie auf, die eigene Wohnung geschmackvoll zu gestalten. Gerade in der „schlechten Zeit" musste man Tisch, Bett usw. hart ersparen oder erhielt diese Dinge auf nicht zu vergessende Weise. Diese Möbelstücke haben daher oft einen hohen Erinnerungswert.

Wir sprechen an

> die emotionale Ebene
> die kognitive Ebene
> die Sinnebene
> die soziale Ebene

Materialien

Ein Puppenhaus kann als Anschauungsobjekt für die Einrichtung einer Wohnung dienen. Falls vorhanden, können nun in den Zimmern Puppenmöbel aufgestellt werden. Ist ein Puppenhaus nicht vorhanden, kann man ersatzweise eine Wohnung oder einzelne Zimmer auf ein Blatt Papier oder auf eine Tafel zeichnen. Um wiederum viele Sinne anzusprechen, sollten einige Einrichtungsgegenstände als Anschauung- und Tastobjekte mitgebracht werden (Kissen, Spiegel, Telefon, Bild, Kerzenständer usw.).

Durchführung

Das Puppenhaus und die Einrichtungsgegenstände werden in den Teilnehmerkreis gestellt. Die Teilnehmer ordnen die Gegenstände in verschiedene Zimmer ein oder den Räumen zu und erzählen, wie ihre Möbel ausgesehen haben und aus welchem Material sie waren. Die Teilnehmer erinnern sich, was sie mit Tisch, Stuhl oder Bett verbinden, wann sie ihre erste Wohnung bezogen und wie sie sich ihre Einrichtungsgegenstände zusammengespart haben.

Varianten

> Die Beschaffenheit der alten Einrichtungsgegenstände wird mit den heutigen verglichen.
> Nach dem Alphabet werden Wohnungsgegenstände genannt.
> Es werden zusammengesetzte Hauptwörter gesucht, die Vorsilbe kann z.B. „Schlaf" oder „Wohn" oder „Küche" sein.

Notizen

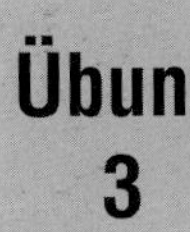

Übung 3

Küchenwerkzeuge

Vorbemerkungen

Die Küche war früher das Zentrum der Wohnung. Hier traf sich die ganze Familie. Viele Menschen verbinden mit manchen Küchengeräten bestimmte Gefühle (die Freude, den Schneebesen ablecken zu dürfen, die Angst vor dem Nudelholz). Es gibt oft alte Küchengeräte, die heute unbekannt und nicht mehr in Gebrauch sind.

Wir sprechen an

- ➤ die emotionale Ebene
- ➤ die kognitive Ebene
- ➤ die motorische Ebene
- ➤ die Sinnebene
- ➤ die soziale Ebene

Materialien

Für diese Übung werden diverse Küchenwerkzeuge, wie zum Beispiel eine Suppenkelle, ein Schneebesen, eine Gebäckzange, ein Dosenöffner, ein Nussknacker u.ä. benötigt.

Durchführung

Die Teilnehmer suchen sich einen Gegenstand aus und nennen den Namen. Handelt es sich um einen komplizierten Gegenstand, wie zum Beispiel einen Dosenöffner, sollte der Gegenstand näher beschrieben werden. Dabei können angenehme oder unangenehme Gefühle geschildert werden. Weiterhin sollte in diesem Fall erklärt werden, wie der Gegenstand benutzt wird.

Varianten

- ➤ Die verschiedenen Küchengeräte werden den Bereichen Kochen und Backen zugeordnet.

- ➤ Alle Geräte, die zum Kuchenbacken benötigt werden, werden herausgesucht.
- ➤ Alle sollen versuchen, den Dosenöffner, den Quirl oder andere Geräte zu benutzen.
- ➤ Geräte, die es früher gab, werden gezeigt und vorgeführt.

Notizen

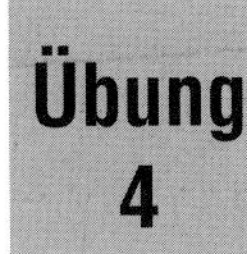

Übung
4

Putzen

Vorbemerkungen

Putzen gehörte früher zu den elementaren Aufgaben der Frau. Selbst in der Schule wurden Dinge rund ums Putzen vermittelt. Da es noch kaum chemische Reinigungsmittel gab, half man sich beim Putzen mit allerlei Hausmitteln, deren Gebrauch von der Mutter an die Tochter weitergegeben wurde. Ein sauber gescheuerter Herd war ein Zeichen für gute Haushaltsführung: „Eigener Herd ist Goldes wert".

Wir sprechen an

➤ die emotionale Ebene
➤ die kognitive Ebene
➤ die motorische Ebene
➤ die Sinnebene
➤ die soziale Ebene

Materialien

Putzgegenstände (Schrubber, Besen Teppichklopfer, Kernseife), Plakate mit Putzmittelwerbung wie Imi, Ata usw.

Durchführung

Die Teilnehmer werden ermuntert zu erzählen, wie früher geputzt wurde (täglich das Nötigste, wöchentlich gründlich, alle 4 Wochen zusätzlich die Fenster, jährlich der Frühjahrsputz usw.). Man spricht darüber, was zum Putzen gebraucht wurde und was man säuberte. Verschiedene Hausmittel können in diesem Zusammenhang erwähnt werden.

Varianten

- ➤ Es werden typische Bewegungen gezeigt (z. B. wie man den Teppich klopfte).
- ➤ Nach dem Alphabet werden Dinge genannt, die geputzt werden (A – Auto, B – Balkon).
- ➤ Nach dem Alphabet werden alte Hausmittel benannt (A – Ata, B – Benzin).

Notizen

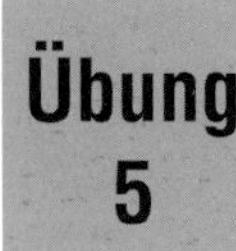

Übung 5

Haltbarmachen
von Lebensmitteln

Vorüberlegungen

Da es früher keine Kühlschränke, Gefriertruhen oder ähnliches gab, waren die Menschen darauf angewiesen, geerntete Früchte oder Gemüse auf andere Weise zu konservieren. Sie „weckten ein", „pökelten" Fleisch oder machten auf andere Weise Lebensmittel für die langen Winter haltbar. Aus Beeren wurden Säfte hergestellt, Weißkohl wurde in großen Fässern mit Salz zu Sauerkraut verarbeitet, Fleisch wurde mit Salz oder durch Räuchern haltbar gemacht, Pilze und Früchte wurden getrocknet, Gemüse und Obst wurden in Einmachgläsern eingekocht, Marmeladen und Gelees wurden mit viel Zucker hergestellt, Zwiebeln und Gurken eingelegt.

Wir sprechen an

➤ die emotionale Ebene
➤ die kognitive Ebene
➤ die Sinnebene
➤ die soziale Ebene

Materialien

Jede Art von Einmachutensilien wie Gläser, Einkochtopf, Gummibänder, Salz, Opektapackungen, Thermometer, Thermostat.

Durchführung

Anhand der ausführlich besprochenen Gegenstände erzählen die Teilnehmer über ihre Erfahrungen mit dem Einkochen. Sie berichten, wie früher ein Keller aussah, welche Vorrichtungen er hatte, um Gemüse, Kartoffeln oder andere Lebensmittel zu lagern. Es gibt auch die Möglichkeit, über das Schlachten von Tieren zu sprechen, was früher in vielen Familien auch Brauch war. Hier erklären die

Teilnehmer den jüngeren Mitgliedern der Gruppe, wie „gewurstet"
wurde.

Varianten

➢ Moderne Methoden des Haltbarmachens von Lebensmitteln.
➢ Nach dem Alphabet werden Lebensmittel aufgezählt, die man
  haltbar machen kann.
➢ Erntezeiten für Gemüse und Obst.

Notizen

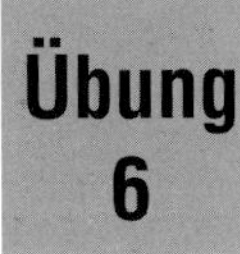

Übung 6

Handarbeit

Vorbemerkungen

Als es noch keinen Fernseher gab, versammelte sich die Familie im Wohnzimmer oder in der Wohnküche, es wurde vorgelesen, geredet, gesungen.
Dabei wurde oftmals Wäsche ausgebessert, gehäkelt, gestrickt oder genäht. Dies war eine Aufgabe, die zum größten Teil Frauen übernahmen. Sie nutzen oft die Abendstunden, um ihre eigene Aussteuer herzustellen (Monogramme wurden in die Bett- und Tischwäsche gestickt, Tischdecken erhielten edle Borden und Kanten).

Wir sprechen an

➤ die emotionale Ebene
➤ die kognitive Ebene
➤ die Sinnebene
➤ die soziale Ebene

Materialien

Häkelgarn, Häkelnadel, verschiedene Wollreste, lange Nadeln, Rundnadeln, Stramin, Sticktrommel, Stickrahmen, alte umhäkelte Taschentücher.

Durchführung

Zu Beginn der Übung werden die Teilnehmer aufgefordert, die unterschiedlichen Materialien und Hilfsmittel zu benennen. Es werden nun verschiedene Handarbeitsformen benannt. Jeder Teilnehmer gibt an, was er selbst früher besonders gern gemacht hat. Es wird erfragt, ob die Teilnehmer noch Handarbeiten von früher besitzen. Zum Schluss kann man versuchen herauszufinden, ob die Teilnehmer noch stricken, sticken oder häkeln können.

Varianten

➢ Nach dem Alphabet werden Dinge benannt, die im Haushalt selbst durch Handarbeit hergestellt wurden.
➢ Es wird überlegt, was in eine „gute Aussteuer" gehörte.
➢ Die Teilnehmer zeigen eigene Sachen, die in früherer Zeit in Handarbeit hergestellt wurden.

Notizen

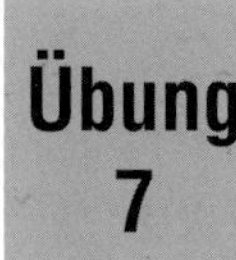

Übung 7

Nähen

Vorbemerkungen

Früher war es für Frauen selbstverständlich, Kenntnisse im Nähen zu haben. Vertieft wurden diese auf Haushaltsschulen. Schneider und Näherinnen gab es zwar auch, aber diese fertigten in der Hauptsache neue Kleidung an. Für Reparaturen waren die Hausfrauen und Mädchen selbst zuständig; wenn man es sich leisten konnte, ließ man diese Arbeiten vom Hausmädchen erledigen.

Wir sprechen an

➢ emotionale Ebene
➢ kognitive Ebene
➢ die Sinnebene
➢ die soziale Ebene

Materialien

Stoff mit verschiedenen Standardsäumen, Doppelnaht, französischer Naht oder Schlingenstich. Alte Arbeitsbücher aus der Schule, Metermaß, Nadeln, alte Nähmaschine, Garn, Knöpfe, Knopflöcher usw.

Durchführung

Aufgrund der gezeigten Gegenstände erinnern sich die Teilnehmer an das, was sie selber gearbeitet haben. Sie erklären und zeigen dies. Sie überlegen, was alles ausgebessert wurde und wie man sparsam mit dem Material umging.

Varianten

➢ Es wird zusammengestellt, was man früher alles selber nähen konnte.

> Die Teilnehmer berichten, wie aus alten Sachen neue Gebrauchs-
  stücke hergestellt wurden.
> Nähutensilien des Schneiders werden aufgezählt.
> Anhand von Bildern oder alten Maschinen kann man die Ge-
  brauchsweise alter Geräte zeigen oder ausprobieren.

Notizen

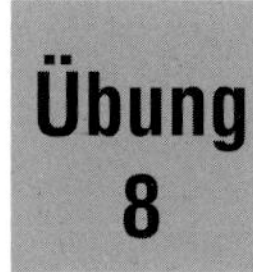

Übung 8

Musik

Vorbemerkungen

Bevor es das Radio oder den Plattenspieler gab, spielte in fast jeder Familie wenigstens ein Mitglied ein Instrument. Die Abende, an denen die Familie zusammen saß und Handarbeiten erledigte, wurde oft zum Singen genutzt. In der Schule lernte man Lieder auswendig und sang sie auf Wandertagen oder in Landschulheimen. Aus diesem Grunde kennen viele unserer Teilnehmer noch viele Volkslieder. Die beruhigende Wirkung der Musik wird auch heute noch z.B. in Arztpraxen, im Kuhstall oder im Supermarkt genutzt.

Wir sprechen an

➢ die emotionale Ebene
➢ die kognitive Ebene
➢ die motorische Ebene
➢ die Sinnebene
➢ die soziale Ebene

Materialien

Klangkörper jeder Art, Kinderinstrumente, CD-Player, Schallplatten, Noten, kurzum alles, was in den Bereich Musik passt.

Durchführung

Klangkörper und Noten liegen auf dem Tisch; die Teilnehmer sollen erzählen, was sie mit der Musik erlebt haben. Sie können an den Klangkörpern Töne ausprobieren und erfahren, was laut und leise ist. Sie erinnern sich an Gesang in der Schule, auf Wanderungen oder Schulfahrten und an das Leben mit Musik in der Familie.

Varianten

- ➢ Filmmusik und Schlager werden vorgestellt und rufen Erinnerungen wach.
- ➢ Mit Gesten werden Instrumente „gespielt" und benannt.
- ➢ Nach dem Alphabet werden Namen von Instrumenten genannt.
- ➢ Erinnerungen an das erste Radio und den ersten Plattenspieler werden geweckt.
- ➢ Blas- und Streichinstrumente werden vorgestellt.

Notizen

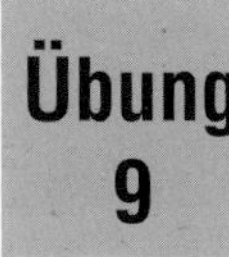

Übung 9

Märchen

Vorbemerkungen

Als es das Fernsehen noch nicht gab, wurde abends, wenn die Familie zusammen saß, ausgiebig miteinander gesprochen. Es kam auch vor, dass ein Familienmitglied Märchen erzählte oder vorlas. Die Märchen wurden von Generation zu Generation weitergegeben, sie waren zum Teil auch regional geprägt (z.B. Rübezahl, Riesengebirge). Allgemein bekannt waren Grimms Märchen und die Hauffschen Märchen.

Wir sprechen an

➤ die emotionale Ebene
➤ die kognitive Ebene
➤ die Sinnebene
➤ die soziale Ebene

Materialien

Märchenbücher, besonders die nach Hauff, Anderson, Grimm, weiterhin Märchen-Kassetten und Gegenstände, die auf ein Märchen hindeuten (z.B. Goldener Ball – Froschkönig).

Durchführung

Aufgrund der mitgebrachten Gegenstände erraten die Teilnehmer das Märchen. Gemeinsam erinnert man sich an den Inhalt. Es wird erzählt, durch wen man Märchen kennengelernt hat und ob man selbst Märchen weitererzählt hat.

Varianten

➤ Nach dem Alphabet werden Märchen genannt.

- ➤ Sprüche, die mit Märchen in Verbindung stehen wie „Ach wie gut, dass niemand weiß, dass ich Rumpelstilzchen heiß", werden gesucht.
- ➤ Der erzieherische Aspekt der Märchen kann besprochen werden.
- ➤ Typische Gegenstände aus Märchen werden erraten.
- ➤ Die Teilnehmer sprechen über ihr Lieblingsmärchen und welche Bedeutung es für sie hat.

Notizen

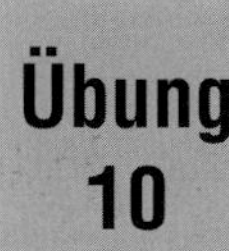

Übung 10

Gedichte / Poesiealben

Vorbemerkungen

Da man früher in der Schule viele Gedichte auswendig lernen musste, bewahren viele ältere Menschen noch einen großen Gedichteschatz. Gleichzeitig war es früher üblich, seine Freundinnen und Mitschüler in Poesiealben schreiben zu lassen als Erinnerung an die Schulzeit. Die Sprüche wurden mit Bedacht ausgewählt und wurden mit großer Sorgfalt ins Album geschrieben. Als Zeichen besonderer Wertschätzung wurde dem Besitzer eines solchen Buches noch ein Glanzbild dazu geklebt.

Wir sprechen an

➢ die emotionale Ebene
➢ die kognitive Ebene
➢ die Sinnebene
➢ die soziale Ebene

Materialien

Alte Gedichte, Glanzbilder, Poesiesprüche, Sprüche auf Glas, Holz, Ton u.a., die man an die Wand hängen konnte.

Durchführung

Glanzbilder, abgezogene Poesiesprüche, alte Gedichtbände oder Wandsprüche liegen auf dem Tisch und werden von den Teilnehmern in die Hand genommen. Gemeinsam erinnert man sich an Gedichte, man überlegt, wie schwer oder wie leicht es fiel, sie auswendig zu lernen, oder wer beim Auswendiglernen geholfen hat oder welche Anekdoten es im Zusammenhang mit dem Vortragen der Gedichte gibt. Jeder kann berichten, wie sein Poesiealbum ausgesehen und wer hineingeschrieben hat.

Varianten

- ➤ Es wird besprochen, welche Bedeutung Hausflursprüche hatten.
- ➤ Man unterhält sich über das Sammeln und Tauschen von Glanz-
  bildern.
- ➤ Die Teilnehmer nennen ihren Lieblingsspruch und erklären seine
  Bedeutung für ihr Leben.

Notizen

Übung 11   Kinderlieder

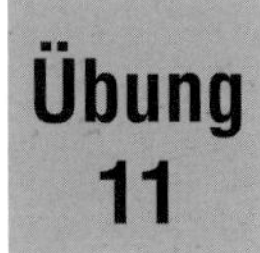

Vorbemerkungen

In den meisten Haushalten wurde früher aufgrund der fehlenden Medien viel gesungen. Gerade Kindern versuchte man mit kleinen Liedern ein Gefühl der Geborgenheit zu geben bzw. sie zu trösten, wenn sie sich verletzt hatten. Auch übermittelte man mit diesen Texten Weisheiten bzw. klärte über die Zusammenhänge des Lebens auf. Da diese Lieder oft mit sehr intensiven Gefühlen verbunden waren, erinnern sich selbst stark demente Menschen an sie.

Wir sprechen an

➢ die emotionale Ebene
➢ die kognitive Ebene
➢ die Sinnebene
➢ die soziale Ebene
➢ die motorische Ebene

Materialien

Texte alter Kinderlieder, Tonträger mit alten Lindern, zu den Liedern passende Bilder.

Durchführung

Die Teilnehmer müssen durch das Summen der Lieder oder durch die Fingersprache   erkennen, um welches Lied es sich handelt. Danach vervollständigen sie den Text. Sie erinnern sich, welche Lieder zu welcher Zeit Kindern vorgesungen wurden (z.B. „ABC, die Katze lief im Schnee").

Varianten

➢ Die Teilnehmer spüren Kinderreime auf und deuten sie (z.B. „Ilse, Bilse, keiner willse." „Lass das, meine Mutter hasst das.").
➢ Die Teilnehmer erzählen, welches ihr Lieblingslied ist und welche Erinnerungen sie damit verbinden.
➢ Es werden Oberbegriffe für die verschiedenen Kinderlieder gesucht, z.B. „Schlaf, Kindchen, schlaf".

Notizen

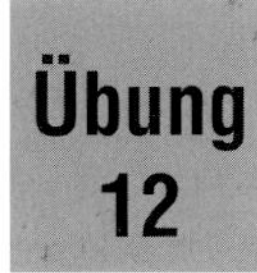

Übung 12

Stoffe

Vorbemerkungen

Früher kannte man nur eine begrenzte Anzahl von Stoffen, z.B. aus Baumwolle, Wolle oder Leinen. Kleidung und Wäsche wurden je nach ihrem Nutzen oder Aussehen aus genau definierten Materialien hergestellt. Heute dagegen gibt es viele verschiedenartige Textilien, deren Namen man oft nicht einmal kennt.

Wir sprechen an

➢ die emotionale Ebene
➢ die kognitive Ebene
➢ die Sinnebene
➢ die soziale Ebene

Materialien

Es werden viele verschiedenartige Stoffe mitgebracht, die von den Teilnehmern angefasst und untersucht werden können.

Durchführung

Die Eigenschaften der Stoffe werden beschrieben (z.B. rauh, glatt, dick, dünn usw.). Es werden verschiedene Produkte, die typischerweise aus Wolle, Leinen oder Seide hergestellt wurden, besprochen. Es wird untersucht, wer sich nur einfache und wer sich wertvolle Stoffe leisten konnte (z.B. Bäuerin – Leinen, Gutsbesitzerin – Seide). Ferner kann besprochen werden, zu welchen Anlässen man die jeweilige Kleidung trug (Sonntagsanzug, Arbeitskleidung, Berufskleidung u.a.).

Varianten

➢ Es wird zusammengefasst, wo die unterschiedlichen Stoffe hergestellt wurden.

> Der gesamte Produktionsprozess vom Rohmaterial bis zum Fertigprodukt kann beschrieben werden.
> Erinnerungen an die ersten Seidenstrümpfe und Nylonhemden werden wachgerufen.
> Überlegungen, welche neuen Stoffe es gibt, und welche Qualitäten diese haben, werden angestellt.

Notizen

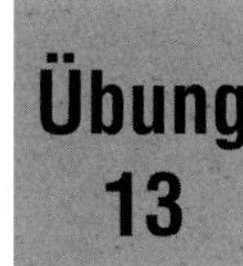

Übung 13

Altes Spielzeug

Vorbemerkungen

Früher gab es nicht so viel Spielzeug wie heute. Vieles fand man in der Natur, aus dem man sich eigenes Spielzeug bastelte (Schwerter, Boote, Flöße usw.). Kinder hatten nicht viel Zeit zu spielen, da sie im Haushalt und auf dem Hof mithelfen mussten. Dennoch kennt jeder ein besonders lieb gewonnenes Spielzeug aus seiner Kindheit.

Wir sprechen an

➤ die emotionale Ebene
➤ die kognitive Ebene
➤ die motorische Ebene
➤ die Sinnebene
➤ die soziale Ebene

Materialien

Kinderspielzeug aller Art wie Reifen, Puppen, Bären, Bücher, Diabolo, Glanzbilder, Briefmarken, vielleicht sogar ein Roller.

Durchführung

Das mitgebrachte Spielzeug wird von den Teilnehmern beschrieben. Sie erzählen, welches Spielzeug sie früher besessen und wie sie mit ihm gespielt haben. Sie versuchen, durch Bewegungen die Art des Spielens nachzuahmen. Sie erzählen, wann sie selbst zum ersten Mal mit ihrem Spielzeug gespielt haben und wer mit ihnen gespielt hat. Sie überlegen, wie heute Kinder spielen und welche Spielsachen sie besitzen.

Varianten

- ➤ Nach dem Alphabet werden Spiele genannt.
- ➤ Durch Gestik und Mimik werden Spiele dargestellt und von den anderen Teilnehmern erraten.
- ➤ Geschlechtsspezifische Spielzeuge werden genannt.
- ➤ Materialien, aus denen früher Spielzeug hergestellt wurde, werden aufgezählt.
- ➤ Die Teilnehmer erzählen von ihrem Spielzeug und besonderen Erlebnissen damit.

Notizen

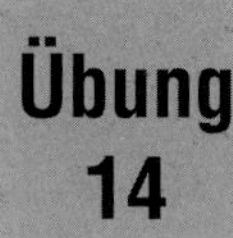

Übung 14

Gebete zu den Tageszeiten

Vorbemerkungen

Früher spielte in vielen Familien die Kirche eine bedeutende Rolle. Sie hatte auf das tägliche Leben großen Einfluss. Der Tag wurde durch das Morgen-, das Mittags- und das Abendgebet unterteilt. Zum Gemeindeleben gehörte der sonntägliche Kirchgang sowie das gemeinsame Begehen der jährlichen Feste. Auf die Einhaltung der kirchlichen Rituale wurde großer Wert gelegt. So gab es einen genau definierten Rahmen, in dem man sich bewegen konnte. Viele Riten wurden von Generation zu Generation weitergegeben, die wichtigsten Texte wurden auswendig gelernt. Auch Nichtchristen können erzählen, wie sie diese Rituale bei Bekannten miterlebt haben.

Wir sprechen an

➢ die emotionale Ebene
➢ die kognitive Ebene
➢ die Sinnebene
➢ die soziale Ebene

Materialien

Gebetbücher, alte Liederbücher, Katechismus, Rosenkranz, eventuell Bücher von Marx und Engels.

Durchführung

Alte Gebete werden in Erinnerung gerufen, auch die, die an besondere Gefahren gebunden sind (Naturgewalten, Krieg).

Morgengebet: „Wie fröhlich bin ich aufgewacht"
Mittag: „Aller Augen warten auf Dich"
Nach dem Mittagessen: „Dir sei, o Gott, für Speis und Trank"
Abendgebet: „Müde bin ich , geh zur Ruh"

Schutzgebet: „Unter Deinem Schutz und Schirm"
Lobgebet: „Vater unser"

Varianten

> Es werden Überlegungen angestellt, wie Nichtchristen diese Rituale und Festtage erlebt und empfunden haben.
> Es wird darüber gesprochen, welche Feste und Gebräuche Menschen anderer Religionen haben.

Notizen

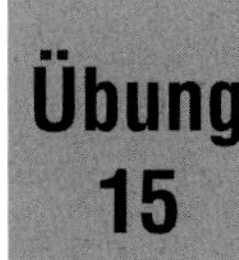

Übung 15

Film und Theater

Vorbemerkungen

Da das Leben früher sehr stark von der Arbeit bestimmt wurde, waren im Leben unserer Eltern und Großeltern die ersten Filmvorführungen oder Theaterbesuche ein besonderes Ereignis. Sie zeichnen ein deutliches Sittenbild der Gesellschaft. Auch ist vielen älteren Menschen noch bewusst, welch großes Ereignis der Einzug des Fernsehens in die Wohnzimmer war (zuerst nur in schwarzweiß). Endlich konnte auch der „kleine Mann" an Information und Kultur teilhaben.

Wir sprechen an

- ➢ die emotionale Ebene
- ➢ die kognitive Ebene
- ➢ die motorische Ebene
- ➢ die Sinnebene
- ➢ die soziale Ebene

Materialien

Alte Filmplakate oder -hefte, die es damals im Kino zu kaufen gab, Bilder von Film- und Fernsehstars, charakteristische Requisiten der Filmgrößen (Zylinder – Charlie Chaplin, Feuerzangenbowle – Heinz Rühmann), Lieder aus Musikfilmen, Ausschnitte aus Kinostreifen.

Durchführung

Es werden Fotos von früheren Filmgrößen gezeigt, deren Name erraten werden muss. Es ist auch möglich, nur den Vornamen zu nennen und den Nachnamen erraten zu lassen. Nun kann zusammengetragen werden, in welchen Filmen oder Theaterstücken der Filmstar mitgewirkt hat und wie der Handlungsverlauf war. Es bleibt Platz für Anekdoten der Teilnehmer, wann sie den Film gesehen und wie sie ihn erlebt haben.

Varianten

- ➤ Es werden kurze Filmausschnitte gezeigt, die Teilnehmer erraten Filmtitel und Darsteller.
- ➤ Ein Teilnehmer summt oder klopft eine Filmmusik, die erraten werden muss.
- ➤ Die Teilnehmer nennen ihre Lieblingsfilme und beschreiben ihre Gefühle während der Aufführung.

Notizen

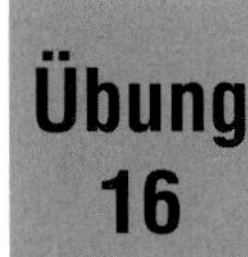

Übung 16 — Wander- und Volkslieder

Vorbemerkungen

Lieder und deren Texte hatten früher einen großen Stellenwert. Es wurde auf Ausflügen, im Urlaub und auf gemeinsamen Radtouren gesungen. Es gab spezielle Fahrtenbücher, die fast in jedem Haushalt vorhanden waren. Auch in der Schule lernten die Kinder im Musikunterricht Texte der Volksweisen. Musiksendungen sind heute noch im Fernsehen bei der älteren Bevölkerung u.a. deshalb so beliebt, weil das Langzeitgedächtnis Erinnerungen aktiviert und frei gibt.

Wir sprechen an

- die emotionale Ebene
- die kognitive Ebene
- die motorische Ebene
- die Sinnebene
- die soziale Ebene

Materialien

Alte Liederbücher, Kassetten und Bilder von Ausflüglern aus vergangener Zeit.

Durchführung

Die erste Textzeile eines Liedes wird vorgelesen, die Teilnehmer sollen sich an die nachfolgenden Zeilen erinnern. Nachdem alle gemeinsam das Lied gesungen haben. Sollen sie erzählen, welche Lieder sie besonders gern gesungen und welche Erinnerungen sie an das Singen von Volks- und Wanderliedern haben. So werden Erinnerungen an Ausflüge wieder lebendig.

Varianten

- ➤ Liedanfänge werden z.B. auf einer Blockflöte oder Mundharmonika vorgespielt, das Lied soll dann erraten werden.
- ➤ Nach dem Alphabet werden Lieder genannt.
- ➤ Die Teilnehmer klopfen, summen oder klatschen bekannte Lieder. Anschließend werden ihre Namen erraten.
- ➤ Jahreszeiten und die dazugehörigen Lieder werden erraten.
- ➤ Es wird eine Liedzeile vorgelesen, der Anfang des Liedes muss genannt werden.

Notizen

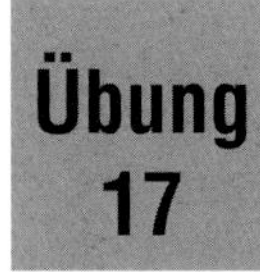

Übung 17

Hülsenfrüchte

Vorbemerkungen

Gerade in der Winterzeit wurden früher häufig Eintöpfe gegessen. Sie waren ein recht preiswertes Essen und machten viele Menschen satt. Hülsenfrüchte wie Linsen, Bohnen oder Graupen konnte man gut lagern, sie wurden abends in Wasser angesetzt und am nächsten Tag gekocht.

Wir sprechen an

➣ die emotionale Ebene
➣ die kognitive Ebene
➣ die motorische Ebene
➣ die Sinnebene
➣ die soziale Ebene

Materialien

Alle Hülsenfrüchte, die man beschaffen kann (es gibt z.B. über 130 Bohnensorten), vielleicht auch Fotokarten, auf denen man die Frucht mit und ohne Schale erkennen kann, und Kräuter, die zu den Hülsenfrüchten passen.

Durchführung

Es werden möglichst viele Hülsenfrüchte auf dem Tisch verteilt. Jeder kann die Früchte in die Hand nehmen und sie genau anschauen. Die Teilnehmer erzählen, wie man die Eintöpfe gekocht hat, welche Zutaten verwendet wurden und zu welchen Zeiten es diese Hülsenfrüchte gab. Sie nennen alte Begriffe (Erbsen z.B. wurden „gedöppt"), sie sprechen über die Beschaffenheit der Schale der Frucht, ihr Aussehen und ihren Geschmack. Auf Nachfrage werden Eigenschaften der Hülsenfrüchte näher beschrieben und dazu Sprüche wie „ Jedes Böhnchen gibt ein Tönchen" erwähnt.

Varianten

> Die Teilnehmer sollen einer Schale den passenden Kern der Frucht zuordnen.
> Sie sollen sich erinnern, wo und wann bestimmte Früchte reifen.

Notizen

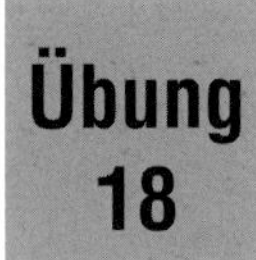

Übung 18

Baum- und Waldfrüchte

Vorbemerkungen

Da man früher viel naturnäher lebte, sammelte man alles, was die Natur zu bieten hatte. Auch was nicht unmittelbar der Ernährung diente wurde verwertet. So wurden z.B. Tannenzapfen mit Schokoladenplätzchen geschmückt oder Kastanien als Rheumaprophylaxe in die Taschen gesteckt. Waldbeeren, Pilze und andere Früchte wurden gesammelt und in der Küche verwertet.

Wir sprechen an

➤ die emotionale Ebene
➤ die kognitive Ebene
➤ die Sinnebene
➤ die soziale Ebene

Materialien

Für diese Übung werden Tannenzapfen, Haselnüsse, Walnüsse, Kastanien, Bucheckern. Pilze, Waldbeeren, Früchte je nach Jahreszeit benötigt.

Durchführung

Den Teilnehmern werden die verschiedenen Baumfrüchte gezeigt. Die Teilnehmer werden aufgefordert, die entsprechenden Namen zu nennen und die Früchte zu beschreiben. Weiterhin können die Teilnehmer überlegen, zu welcher Jahreszeit es diese Früchte gibt und wie man sie verwenden bzw. benutzen kann.

Varianten

➤ Es werden Gerichte genannt, die mit den gesammelten Früchten hergestellt wurden.

> Die Teilnehmer nennen verschiedene Pilzarten und erzählen, wo und welchen Zeiten man diese finden kann.
> Die Teilnehmer basteln mit Baumfrüchten.

45

Notizen

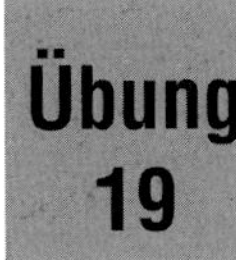

Übung 19

Nutzgarten

Vorbemerkungen

Früher wurden Gärten überwiegend als Nutzgärten angelegt. Sie dienten der Nahrungsproduktion. Es gab keinen Supermarkt, in dem jederzeit frisches Gemüse angeboten wurde. Man ernährte sich saisongemäß und nach Möglichkeit aus eigenem Anbau. So war man Selbstversorger und konnte „schlechte Zeiten" überstehen.

Wir sprechen an

- ➤ emotionale Ebene
- ➤ kognitive Ebene
- ➤ die Sinnebene
- ➤ die soziale Ebene

Materialien

Obst und Gemüse je nach Saison und einfache Gartengeräte wie Gartenscheren, Gießkannen, Rechen.

Durchführung

Zunächst kann jeder Teilnehmer das mitgebrachte Obst und Gemüse befühlen, an ihm riechen und auch von ihm kosten. Danach werden die Gartengeräte besprochen. Ein weites und interessantes Gebiet ist die Arbeit im Garten (umgraben, sähen, düngen, jäten usw.) und die Frage, wie und was angepflanzt wurde.

Varianten

- ➤ Es werden verschiedene Gartenfrüchte und ihre jeweiligen Pflanz- und Erntezeiten aufgezählt.
- ➤ Die Teilnehmer berichten, wer früher hauptsächlich ihren Garten gepflegt hat.

➤ Obst und Gemüse, das man hier erst seit wenigen Jahren kaufen kann, wird vorgestellt.
➤ Man kann über die Länder sprechen, die uns exotische Früchte liefern.

Notizen

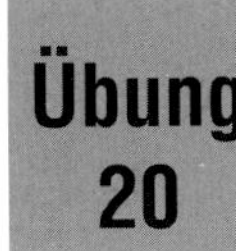

Übung 20

Der Bauernhof

Vorbemerkungen

Ein Bauernhof war früher in erster Linie ein Selbstversorgerbetrieb. Es gab viele verschiedene Tiere, die geschlachtet wurden, um die Menschen zu ernähren, und es gab große Nutzflächen, auf denen Gemüse, Obst und Kräuter angepflanzt wurden. Alles, was man selbst nicht verwenden konnte, kam in den Handel. Heute gibt es viele Bauernhöfe, die spezialisiert sind (auf Hühner, Rinder, Milchvieh, Schweine).

Wir sprechen an

➢ emotionale Ebene
➢ kognitive Ebene
➢ die Sinnebene
➢ die soziale Ebene

Materialien

Bilder von Haustieren, vielleicht gibt es einen Spielbauernhof mit verschiedenen Tieren.

Durchführung

Die Teilnehmer benennen die Haustiere, die sie vom Bauernhof her kennen, und überlegen, wie diese gefüttert und aufgezogen wurden. Sie nennen die Namen der Tierkinder (Fohlen, Kalb, Ferkel, Welpe). Die Teilnehmer berichten von ihren Erinnerungen an die Zeit auf dem Bauernhof.

Varianten

➢ Der Nutzen der Tiere für den Menschen wird ausführlich diskutiert; in diesem Zusammenhang kann auch über die erforderlichen Arbeiten gesprochen werden.

➢ Die Teilnehmer ahmen charakteristische Tierlaute nach.
➢ Tages- und Arbeitsablauf auf dem Bauernhof wird beschrieben.

Notizen

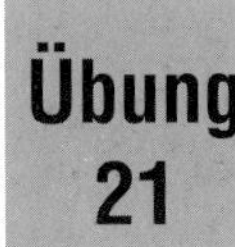

Übung 21

Lebensmittel

Vorbemerkungen

Früher war das Kochen eine der Hauptaufgaben der Frau. Im Gegensatz zu heute gab es noch keine Fertiggerichte, so dass fast jedes Gericht frisch zubereitet werden musste. Oftmals wurde nicht nur für die eigene Familie, sondern auch für die Angestellten gekocht.

Wir sprechen an

- ➤ die emotionale Ebene
- ➤ die kognitive Ebene
- ➤ die Sinnebene
- ➤ die soziale Ebene

Materialien

Für diese Übung werden verschiedene Lebensmittel wie zum Beispiel Kartoffeln, Äpfel, Tomaten, Joghurt, Pfeffer u.a. benötigt.

Durchführung

Zuerst werden die Teilnehmer aufgefordert, die verschiedenen Lebensmittel zu benennen und anschließend den entsprechenden Kategorien (z.B. Obst, Gemüse, Grundnahrungsmittel, Gewürze, Milchprodukte,...) zuzuordnen. Danach sollen die Teilnehmer sich ein einfaches Gericht aussuchen und überlegen, welche Lebensmittel sie brauchen, um dieses Gericht zuzubereiten.

Varianten

- ➤ Die Teilnehmer stellen ein Tagesmenü zusammen.
- ➤ Die Teilnehmer erzählen, welches ihr Lieblingsgericht ist und was man für die Zubereitung benötigt.

> Die Teilnehmer erzählen, wie zu Festtagen gekocht wurde.
> Gerichte werden genannt, die besonders preiswert waren, die die Familie aber satt machten.

Notizen

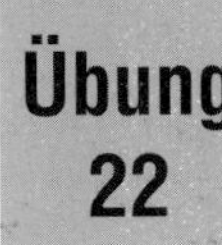

Übung 22

Frühstück

Vorbemerkungen

Die Mahlzeiten dienten früher nicht nur der Nahrungsaufnahme sondern auch der Familienzusammenkunft. Hier wurden Erlebnisse ausgetauscht und Vorhaben besprochen bzw. Pläne gemacht. Beim Frühstück wurde der Henkelmann gefüllt, wenn der Mann mittags nicht nach Hause kam. Oftmals wurde früh morgens erst nur leicht gefrühstückt, und erst beim zweiten Frühstück gab es etwas Kräftiges, z.B. ein Bauernfrühstück. Heutzutage dienen die Mahlzeiten meistens nur noch der Nahrungsaufnahme. Der Faktor Zeit spielt eine große Rolle, denn alles muss schnell gehen und ohne großen Aufwand erledigt sein. Es ergibt sich so häufig nicht mehr die Gelegenheit, sich beim Essen in Ruhe zu unterhalten.

Wir sprechen an

> die emotionale Ebene
> die kognitive Ebene
> die motorische Ebene
> die Sinnebene
> die soziale Ebene

Materialien

Für diese Übung ist es am besten, wenn Geschirr und Besteck sowie Brot, Marmelade, Butter, Wurst, Käse und Kaffee vorhanden sind.

Durchführung

Die Teilnehmer zählen auf, was sie alles für ein Frühstück benötigen. Sie decken gemeinsam den Tisch und frühstücken danach gemeinsam. Dabei können sie von ihren unterschiedlichen Frühstücksgewohnheiten berichten – z.B. über das, was sie am liebsten zum Frühstück essen, und über den Unterschied zwischen einem Sonntagsfrühstück und einem Frühstück in der Woche.

Varianten

➤ Die unterschiedlichen Frühstücksgewohnheiten in anderen Ländern werden erörtert.
➤ Es werden Überlegungen über die beteiligten Berufsgruppen angestellt (z.B. über Bäcker, Imker, Bauern).

Notizen

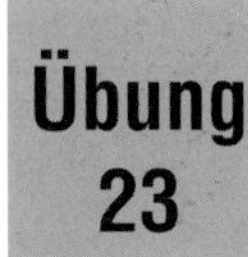

Übung 23

Auf Reisen

Vorbemerkungen

Früher konnten es sich nur wenige Leute leisten, zu verreisen. Viele Teilnehmer wissen noch, wie die ersten Autos auf die Straße kamen. Zu jener Zeit war Reisen ein mühevolles Unternehmen. Man war oft tagelang unterwegs, musste jede Reise gut planen und vorbereiten.

Wir sprechen an

- die emotionale Ebene
- die kognitive Ebene
- die Sinnebene
- die soziale Ebene

Materialien

Alte Spielzeugautos, Kutsche, Straßenbahn, Eisenbahn, Landkarten, Globus.

Durchführung

Anhand der mitgebrachten Gegenstände erzählen die Teilnehmer von ihren Reisen, sie überlegen, mit welchem Verkehrsmittel sie fuhren, was sie auf Reisen mitnahmen, wie lange sie unterwegs waren, welche Erlebnisse sie hatten und wie sie anschließend von ihren Reisen erzählten.

Varianten

- Es wird überlegt, welche Leute auf einem Schiff, im Bus oder im Flugzeug arbeiten.
- Die Teilnehmer sollen sich an ferne Länder erinnern und daran,
- welche Sprachen dort gesprochen werden.

> ➢ Man kann auch versuchen, sich an geographische Begriffe zu erinnern und Beispiele dafür anzugeben (Kontinente, Meere, Berge, Wüsten, Oasen).

Notizen

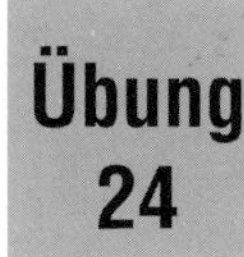

Übung 24

Europakarte

Vorbemerkungen

Europa spielte für viele Menschen früher überhaupt keine Rolle. Die Teilnehmer sind kaum gereist und kannten die Nachbarländer nur vom Hörensagen. Die Meinungen über die europäischen Nachbarn sind unter Umständen durch Vorurteile geprägt.

Wir sprechen an

➢ die emotionale Ebene
➢ die kognitive Ebene
➢ die Sinnebene
➢ die soziale Ebene

Materialien

Für diese Übung wird eine Europakarte benötigt. Die Karte sollte möglichst groß und wenig beschriftet sein. Die verschiedenen Länder sollten nach Möglichkeit mit unterschiedlichen Farben unterlegt sein. Besonders gut eignet sich für diese Übung eine Karte, auf der die Länder zusammen mit ihren Flaggen dargestellt sind.

Durchführung

In der ersten Runde dieser Übung zeigen die Teilnehmer die ihnen bekannten Länder, beschreiben ggf. die entsprechende Flagge und nennen die Landessprache. Vor Beginn der nächsten Runde könnte es sich als hilfreich erweisen, alle Länder noch einmal zu zeigen und zu benennen. In der zweiten Runde sollen die Teilnehmer vorgegebene Länder suchen. Um die Aufgabe zu erleichtern, kann die entsprechende Flagge beschrieben werden.

Varianten

> ➤ Man geht umgekehrt vor, d.h. nur die Flagge wird beschrieben und das zugehörige Land soll genannt werden.
> ➤ Der Weg in ein (fernes) Land und die erforderlichen Verkehrsmittel sollen beschrieben werden.
> ➤ Die Teilnehmer nennen die Nationalgerichte der verschiedenen Länder.
> ➤ Die Nachbarländer von Deutschland werden aufgezählt.
> ➤ Vorurteile werden benannt und auf ihren Hintergrund überprüft.

Notizen

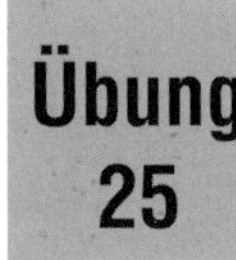

Übung 25

Schule

Vorbemerkungen

Schule war früher ganz anders. Zum Teil wurden die Schüler mehrerer Klassen in einem Raum gleichzeitig unterrichtet, bei Ernteeinsätzen gab es schulfrei. Die Lernmethoden wichen von den heutigen sehr stark ab. Pünktlichkeit, Sauberkeit und Disziplin hatten einen hohen Stellenwert. Erinnerungen an die Schule hat jeder, die ältere Generation besonders, da Schule auch Erziehungsinstanz war.

Wir sprechen an

- ➤ emotionale Ebene
- ➤ kognitive Ebene
- ➤ die Sinnebene
- ➤ die soziale Ebene

Materialien

Alles, was mit Schule der damaligen Zeit zu tun hat wie z.B. Tafel, Griffel, Rechenschieber, Tornister, Fibel, alte Klassenfotos.

Durchführung

Die Teilnehmer werden aufgefordert, aus der Schule zu erzählen. Wie sahen die Klassenräume aus, welche Fächer gab es? Wer ging zur Volksschule, zum Lyzeum oder zur Mittelschule? Was kam in den Ranzen? Die mitgebrachten Gegenstände werden benannt und regen nun ihrerseits zu weiteren Geschichten an.

Varianten

- ➤ Die Teilnehmer versuchen, ihren Klassenraum zu zeichnen.
- ➤ Nach dem Alphabet wird aufgezählt, was zur Schule gehört.
- ➤ Von verschiedenen Schulstrafen wird berichtet.

> ➤ Heutige Schulformen werden genannt und was die Kinder dort lernen.
> ➤ Alte Schulgedichte werden aufgesagt.

59

Notizen

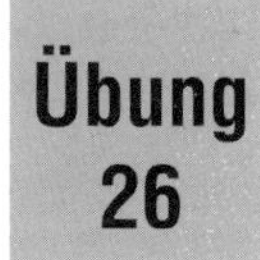

Übung 26

Beruf

Vorbemerkungen

Früher gab es viele Berufe, die es heute nicht mehr gibt (z.B. Besenbinder, Kutscher, Hutmacher). Außerdem haben sich Berufe im Lauf der Zeit verändert. Neue Berufe sind hinzugekommen. Auch waren die Arbeitsbedingungen früher anders. Der Arbeitstag war länger und es gab weniger Urlaub. Oft lernte auch der Sohn vom Vater den Beruf.

Wir sprechen an

➢ emotionale Ebene
➢ kognitive Ebene
➢ die Sinnebene
➢ die soziale Ebene

Materialien

Werkzeuge, die typisch für einen bestimmten Beruf sind und waren (z.B. Kelle – Maurer, Schmied – Hufeisen, Frisör – Schere).

Durchführung

Aufgrund der mitgebrachten Gegenstände erraten die Teilnehmer den Beruf. Sie erzählen, was sie selber oder ihr Mann/Vater von Beruf war und wie der Lebensalltag aussah. Es werden frühere typische Mädchen- und Männerberufe beschrieben und es wird besprochen, ob die Teilnehmer ihren Wunschberuf erlernen konnten.

Varianten

➢ Zu einem Beruf wird das typische Werkzeug genannt.
➢ Nach dem Alphabet werden Berufe aufgezählt.
➢ Es wird über typische Kleidung verschiedener Berufe gesprochen.

> Ausgestorbene Berufe werden genannt.
> Neue Berufe werden genannt und beschrieben.

61

Notizen

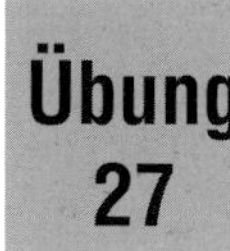

Übung 27

Am Meer

Vorbemerkungen

Das Meer und seine Naturgewalten waren schon früh für die Menschen von großer Bedeutung. Es war Nahrungsquelle, Transportweg und Verbindung zu anderen Kulturen und Völkern. Gleichzeitig hatte der Mensch aber auch Respekt vor dem Meer, denn es bedrohte ihn. Kaum jemand konnte schwimmen, es gab viele Schiffsunglücke, Überschwemmungen und große Stürme.

Wir sprechen an

- ➤ emotionale Ebene
- ➤ kognitive Ebene
- ➤ die motorische Ebene
- ➤ die Sinnebene
- ➤ die soziale Ebene

Materialien

Alles was sich im Meer befindet wie, Muscheln, Seesterne, Fische, Netze, Sand usw.

Durchführung

Die Teilnehmer benennen die mitgebrachten Sachen, riechen an ihnen und erzählen über ihre eigenen Erfahrungen mit dem Meer. Ferner überlegen sie, welche Aktivitäten sie entfalten können (tauchen, schwimmen, segeln, spazierengehen usw.). Mit Armen und Händen versuchen die Teilnehmer, Schwimmübungen nachzuahmen und zu zeigen, wie Sand durch die Hand rieselt oder wie man fischt.

Varianten

- ➤ Seemannslieder werden gesungen.
- ➤ Sitztänze zum Thema „Meer" werden vor- und nachgemacht.
- ➤ Entspannungsübungen zu Meeresgeräuschen lockern auf.
- ➤ Sandbilder und Sandlandschaften werden mit Sand geformt.
- ➤ Kleinere und größere Meere werden genannt und beschrieben.
- ➤ Über eigene Erlebnisse am Meer wird berichtet.

Notizen

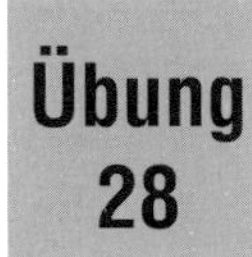

Übung 28

Ostern

Vorbemerkungen

Ostern ist ein wichtiges Fest im europäischen Raum. Die vorangehende Fastenzeit bereitet dieses christliche Fest vor. Etliche Bewohner von Altenheimen können viel über die Vorbereitung dieses Festes berichten. Man feierte oft mit der Familie nach einem festgelegten Ritual die Ostertage. Die Auferstehungsmesse in den frühen Morgenstunden, das Eiersuchen der Kinder, der Lammbraten und der Osterspaziergang sind vielen Menschen noch deutlich in Erinnerung.

Wir sprechen an

➢ die emotionale Ebene
➢ die kognitive Ebene
➢ die Sinnebene
➢ die soziale Ebene

Materialien

Osterhasen, Osterlieder, bemalte Eier, Ostergras, Osterbilder, Lämmchen usw.

Durchführung

In der Osterzeit kann man Ostereier zum Probieren anbieten. Die Teilnehmer beschreiben die mitgebrachten Dinge und erzählen, welche Bedeutung diese für sie haben. Die Vorbereitung und das Osterfest selber werden ausführlich besprochen. Der Leiter der Gruppe nennt Stichwörter, die Erinnerungen wecken sollen (Fastenzeit, Palmsonntag usw.). Man singt Lieder, die in diese Zeit passen.

Varianten

- ➤ Osterbräuche aus verschiedenen Teilen Deutschlands werden beschrieben.
- ➤ Osterbräuche anderer christlicher Kirchen werden erörtert.
- ➤ Gedanken zum Sinn dieses Festes in der heutigen Zeit werden ausgetauscht.

Notizen

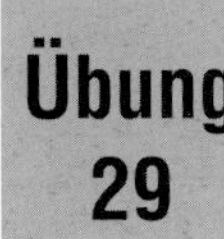

Übung 29

Weihnachten

Vorbemerkungen

Das Weihnachtsfest ist eines der wichtigsten christlichen Feste. Der Stellenwert dieses Festes hat sich im Laufe der Zeit gewandelt. Früher war die Weihnachtszeit eine sehr besinnliche Zeit, stark verbunden mit dem christlichen Glauben. In der heutigen Zeit wird die eigentliche Tradition des Festes immer mehr und mehr vom Konsum in den Hintergrund gedrängt. Der ursprüngliche Sinn des Weihnachtsfestes weicht immer stärker dem bloßen Gedanken an die Geschenke. Als Folge dessen assoziieren viele heute die Weihnachtszeit mit Hektik und Stress.

Wir sprechen an

- ➤ die emotionale Ebene
- ➤ die kognitive Ebene
- ➤ die Sinnebene
- ➤ die soziale Ebene

Materialien

Es werden typische Weihnachtsgewürze (wie Zimt und Anis) und Weihnachtsgebäck (wie Spekulatius) benötigt.

Durchführung

Zu Beginn der Übung riechen die Teilnehmer an den verschiedenen Gewürzen. Sie werden aufgefordert, die Gerüche zu beschreiben (z.B. süßlich, intensiv) und ihre Namen zu nennen. Anschließend wird mit dem Gebäck ähnlich verfahren. Die Teilnehmer riechen zuerst daran und versuchen den Geruch zu beschreiben. Danach probieren sie das Gebäck und beschreiben den Geschmack. Im Anschluss daran werden die Teilnehmer aufgefordert zu berichten, was für Gebäck es früher bei ihnen zu Hause gab, welche Zutaten dafür gebraucht wurden und wie es gebacken wurde.

Varianten

> Verschiedene Weihnachtsbräuche in unterschiedlichen Regionen und Ländern werden besprochen.
> Nenne Weihnachtsgebäcksorten!

Notizen

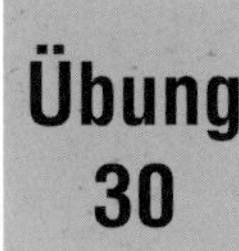

Übung 30

Geburtstag und Namenstag

Vorbemerkungen

Der Geburtstag hat für jeden Menschen eine starke Bedeutung. In katholischen Gegenden wird oftmals der Namenstag stärker betont. In jedem Fall aber kann jeder Mensch zu diesem eigenen Feiertag etwas sagen. Oftmals werden in diesen Tag Wünsche und Hoffnungen gesetzt, die einen hohen emotionalen Stellenwert haben.

Wir sprechen an

> die emotionale Ebene
> die kognitive Ebene
> die motorische Ebene
> die Sinnebene
> die soziale Ebene

Materialien

Geburtstagslieder, Gedichte, Blumenstrauß, Pralinen, Kerzenkranz, Girlanden, Kuchen.

Durchführung

Die Teilnehmer benennen die Sachen, riechen und probieren sie, dann singen sie ein Geburtstagslied. Sie erzählen von ihren eigenen Geburtstagen und Erwartungen, die sie als Kinder und als Erwachsene hatten oder noch haben und denken über besonders gelungene Überraschungen nach. Sie sprechen über eingeladene Gäste und wie der Geburtstag in der Familie gefeiert wurde. Zum Schluss überlegen sie, wie sie heute am liebsten ihren Geburtstag feiern würden.

Varianten

- ➤ Zusammengesetzte Wörter, die mit „Geburtstag" anfangen, werden gebildet.
- ➤ Nach dem Alphabet werden mögliche Geschenke aufgezählt.
- ➤ Die Bedeutung von Vornamen wird erläutert.
- ➤ Die Teilnehmer erinnern sich an runde Geburtstage.
- ➤ Die Teilnehmer erzählen, wie heute im Gegensatz zu früher Geburtstage auch gefeiert werden können.

Notizen

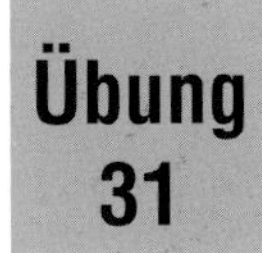

Übung 31

Hochzeit

Vorbemerkungen

Die Hochzeit ist für viele der schönste Tag im Leben. Viele Erinnerungen und Emotionen hängen an diesem Tag, der für die meisten unvergesslich bleibt. Auch das Versprechen „Bis dass der Tod Euch scheidet" hatte damals noch einen sehr hohen Stellenwert. Oftmals wurde auch unter dramatischen Umständen geheiratet (z.B. im Krieg).

Wir sprechen an

- ➤ die emotionale Ebene
- ➤ die kognitive Ebene
- ➤ die Sinnebene
- ➤ die soziale Ebene

Materialien

Für diese Übung eignen sich Hochzeitsutensilien aller Art, wie zum Beispiel Hochzeitsfotos, Hochzeitsmusik sowie Prospekte mit Brautkleidern.

Durchführung

Zu Beginn der Übung sehen sich die Teilnehmer die Materialien an. Die Teilnehmer werden dann aufgefordert, sich zu erinnern und zu berichten, wie ihr Hochzeitskleid und ihr Brautstrauß aussahen. Die Teilnehmer werden ermuntert, sich zu erinnern, was sie für Hochzeitsgeschenke bekamen und ob sie auf Hochzeitsreise waren und – wenn ja – wohin sie geführt hat. Weitere Fragen können zu Vorbereitung und Ablauf des Hochzeitstages, zur Hochzeitsgesellschaft und zum Polterabend gestellt werden.

Varianten

- ➤ Hochzeitsbräuche aus verschiedenen Gegenden werden be-schrieben (z.B. Brautentführung, Stamm zersägen).
- ➤ Über die unterschiedlichen Hochzeitsjubiläen wird gesprochen (z.B. Silberhochzeit, Goldhochzeit).
- ➤ Zusammengesetzte Wörter, die mit „Hochzeit" anfangen, wer-den gebildet.

Notizen

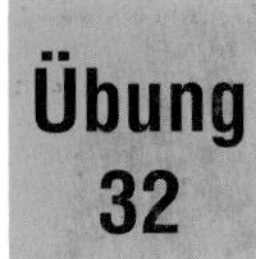

Übung 32

Muttertag

Vorbemerkungen

Der Muttertag hatte für die ältere Generation eine sehr viel stärkere Bedeutung als er heute für uns hat. Im „Dritten Reich" wurde dieser Mutterkult nochmals verstärkt, so dass die erziehende Frau in ihrer Arbeit stark aufgewertet wurde. Die ideale Mutter wurde in vielen Filmen, Liedern und Gedichten beschrieben, und viele Frauen übernahmen diese Wertmaßstäbe. Heute hat sich die Rolle der Frau stark verändert, was für viele ältere Frauen nicht nachvollziehbar ist.

Wir sprechen an

➢ die emotionale Ebene
➢ die kognitive Ebene
➢ die Sinnebene
➢ die soziale Ebene

Materialien

Gedichte, Lieder, Texte, die auf die Arbeit der Frau hinweisen, Bilder von Mütterehrungen, Blumen, Pralinen, die den Aufdruck „Muttertag" tragen, aber auch Bilder aus der Nachkriegszeit, die Frauen bei Aufräumarbeiten zeigen (sog. „Trümmerfrauen").

Durchführung

Die Teilnehmer erzählen, wann und woher sie diese Gedichte und Lieder kennen. Sie erklären, welche Bedeutung sie für sie haben. Hier sollten sich auch Frauen äußern, die selbst keine Kinder haben, aber für den Wiederaufbau große Dienste geleistet haben. Es wird darüber nachgedacht, ob diese Verherrlichung des Mutterseins nicht auch anderen Zwecken diente. Die Teilnehmer sprechen darüber, wie heute der Muttertag erlebt und gefeiert wird.

Varianten

- Die Teilnehmer bilden Wörter mit „Mutter" als Wortanfang (Müttergenesungswerk, Mutterkuchen).
- Anhand eines Gedichtes (z.B. „Mutters Hände" von Tucholsky) wird das Bild der Mutter in der Gesellschaft verdeutlicht.
- Es wird über das Bild der Mutter in der heutigen Gesellschaft gesprochen.

Notizen

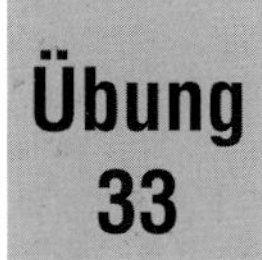

Übung 33   Farben

Vorbemerkungen

Farben sind für Menschen äußerst wichtig. Die Generationen vor uns haben zum Teil Sachen noch selbst gefärbt. Sie haben Farben aus der Natur gewonnen (rot – Rote Beete). Farben sind in der Vergangenheit auch Ausdrucksform von Gefühlen gewesen (schwarz – alte Menschen oder Trauer, weiß – Reinheit). Auch heute noch sind sie von Bedeutung („Weißer Sonntag", „Blauer Montag").

Wir sprechen an

- die emotionale Ebene
- die kognitive Ebene
- die Sinnebene
- die soziale Ebene

Materialien

Buntstifte, Wasserfarbe, Fingerfarbe, Eierfarben, farbige Stofffetzen, farbige Glassteine, buntes Papier usw.

Durchführung

Die Teilnehmer werden aufgefordert, sich ihre Lieblingsfarbe an Hand von Stiften oder Stofffetzen auszusuchen. Sie erzählen, was sie mit dieser Farbe verbinden und welche Gegenstände sie aus dieser Farbe besessen haben. Sie können in dieser Farbe malen oder sie zuerst mit anderen mischen. Ebenso können sie verschiedenfarbige Stofffetzen in den Farben aufeinander abstimmen.

Varianten

- Nach dem Alphabet werden Farben gesucht.
- Mit diesen Farben kann gemalt werden (z.B. Mandalas).

- ➢ Bedeutungen von Farben werden besprochen („Rot wie die Liebe").
- ➢ Lieder und Sprüche, die sich auf Farben beziehen, werden genannt („Wenn der weiße Flieder").
- ➢ Zu den Texten kann geklatscht oder mit den Fingern getrommelt werden.

Notizen

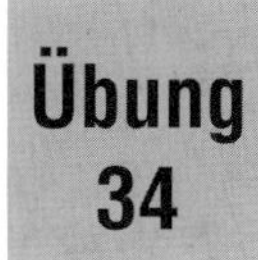

Übung 34 — Zahlendreher

Vorbemerkungen

Zahlen sind für ältere Menschen ein bekanntes Element. Sie mussten in der Schule große Zahlenreihen im Kopf oder mit Hilfe einer Rechenmaschine addieren. Heute verlieren die Zahlen für sie im Alltag an Bedeutung, da viele von ihnen nicht mehr selbständig mit Geld umgehen oder ihre Zahlungsgeschäfte erledigen können. Deshalb ist der Umgang mit Zahlen für viele Heimbewohner ein gutes Stimulationsmittel.

Wir sprechen an

➤ kognitive Ebene
➤ die Sinnebene
➤ die soziale Ebene

Materialien

Auf separate Kärtchen werden die Ziffern von 0 bis 9 geschrieben. Dabei sollte darauf geachtet werden, dass die Ziffern sehr groß und deutlich zu erkennen sind.

Durchführung

Den Teilnehmern werden zwei Ziffern vorgelegt, die dann zusammen ein Zahlenpaar ergeben, z.B. 13. Der Teilnehmer wird aufgefordert, die Zahl zu nennen. Danach werden die Ziffern vertauscht. Bei diesem Beispiel ergibt sich die Zahl 31. Wieder wird der Teilnehmer aufgefordert, den Zahlwert zu nennen.

Varianten

- ➤ Nun werden die Karten weggelegt und die Ziffern im Kopf vertauscht, die neu entstandene Zahl wird genannt und durch erneutes Vertauschen der Ziffern in die ursprüngliche Zahl verwandelt. Das Ergebnis wird nun überprüft.
- ➤ Statt mit zweistelligen kann das Spiel auch mit dreistelligen Zahlen durchgeführt werden.
- ➤ Weitere Zahlaufgaben können von den Teilnehmern erdacht werden.

Notizen

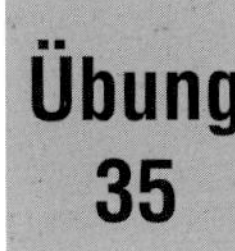

Übung 35 — Spiegelbild

Vorbemerkungen

Früher wurde viel Wert auf die äußere Erscheinung gelegt. Man achtete darauf, ordentlich, sauber und nicht zu auffällig gekleidet und geschminkt zu sein. An der Art der Kleidung und des Aussehens konnte man den gesellschaftlichen Stand erkennen.

Wir sprechen an

➢ die emotionale Ebene
➢ die kognitive Ebene
➢ die Sinnebene
➢ die soziale Ebene.

Materialien

Ein Handspiegel mit einem Vergrößerungsspiegel auf der Rückseite ist am besten geeignet.

Durchführung

Nach und nach wird jeder Teilnehmer aufgefordert, sein eigenes Spiegelbild zu beschreiben. Es bleibt den Teilnehmern freigestellt, ob sie die Beschreibung allgemein oder unter bestimmten Aspekten vornehmen wollen wie zum Beispiel „Was mag ich am liebsten an meinem Gesicht?" oder „Was ist das Besondere oder habe ich auffällige Kennzeichen?".

Varianten

➢ Der Teilnehmer betrachtet sich, während er vom Nachbarn beschrieben wird (Vergleich Selbstwahrnehmung u. Fremdeinschätzung).

> ➤ Die Teilnehmer sprechen über Gesichtskorrekturen und darüber,
> ob es ähnliche Dinge früher gab.

Notizen

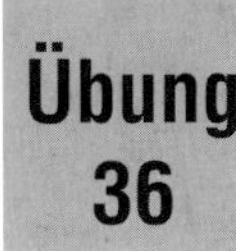

Übung 36

Was fehlt?

Vorbemerkungen

Man legte früher sehr viel Wert auf gute Konzentrationsfähigkeit. Durch intensives Kopfrechnen, Auswendiglernen von Gedichten, schönes Schreiben und Lernen vieler Fakten aus diversen Wissensgebieten förderte man die Aufnahmefähigkeit.

Wir sprechen an

➢ die emotionale Ebene
➢ die kognitive Ebene
➢ die Sinnebene
➢ die soziale Ebene

Materialien

Es können ganz verschiedenartige Gegenstände oder aber auch Gegenstände einer besonderen Gruppe (Obst, Küche oder Freizeit) für diese Übung herangezogen werden.

Durchführung

Handelt es sich um eine leistungsstarke Gruppe, können mehrere Gegenstände aus unterschiedlichen Bereichen auf den Tisch gelegt werden. Bei schwächeren Teilnehmern wird die Anzahl entsprechend verringert. Es vereinfacht die Übung, wenn nur Gegenstände einer Kategorie verwendet werden.
Zu Beginn werden alle auf dem Tisch liegenden Gegenstände benannt. Danach wird ein Teilnehmer aufgefordert, die Augen zu schließen. Währenddessen wird ein Gegenstand weggenommen. Der Teilnehmer darf die Augen wieder öffnen und muss nun den Gegenstand erraten, der verschwunden ist. Es kann Hilfestellung gegeben werden, indem zuerst der Platz, an dem der Gegenstand fehlt, dem Teilnehmer angezeigt wird. Weiterhin kann dem Teilnehmer

die Aufgabe dadurch erleichtert werden, dass nochmals alle Gegenstände benannt werden, die sich noch an ihrem Platz befinden. Vor jeder neuen Spielrunde sollten ggf. alle Gegenstände nochmals benannt werden, um die Namen wieder ins Gedächtnis zu rufen und so das Spiel zu erleichtern.

Varianten

- ➤ Es werden mehrere Gegenstände in der gleichen Spielrunde weggenommen.
- ➤ Die Anordnung der Gegenstände auf dem Tisch wird verändert.
- ➤ Nach einer oder mehreren Spielrunden werden die Gegenstände ausgetauscht.

Notizen

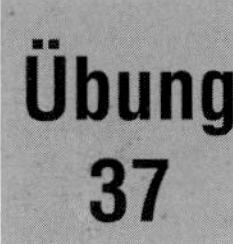

Übung 37

Gesten, Körpersprache

Vorbemerkungen

Jeder Mensch verfügt über eine Vielzahl von Gesten und eine ausgeprägte Körpersprache, durch die oft mehr gesagt werden kann als durch Worte. Bereits das Kleinkind zeigt oft seine Gefühle durch Mimik und Gestik. Der behinderte Mensch, der Wörter vergessen hat oder durch einen Schlaganfall nicht mehr formulieren kann, ist darauf angewiesen, dass wir seine Zeichensprache verstehen. Bei der älteren Generation kommt vielfach erschwerend hinzu, dass es früher nicht erwünscht war, Gefühle auszudrücken („Wie es drinnen aussieht, geht niemand etwas an").

Wir sprechen an

> die emotionale Ebene
> die kognitive Ebene
> die motorische Ebene
> die Sinnebene
> die Soziale Ebene

Materialien

Bilder, Fotos und Karten, auf denen Menschen mit starker Gestik dargestellt sind.

Durchführung

Einige Teilnehmer zeigen Gesten, die andere Teilnehmer deuten sollen. Es wird auf doppeldeutige Botschaften hingewiesen. Die Teilnehmer sollen von eigenen Erlebnissen und eigenen Ausdrucksformen für Gefühle berichten.

Varianten

- ➤ Es kann ein Gespräch über (fast) taube Menschen und die sich aus der Taubheit ergebenden Probleme geführt werden.
- ➤ Gesten, die in anderen Ländern eine andere Bedeutung haben, werden genannt.
- ➤ Beispiele über Gesten im Tierreich können erörtert werden (so besitzen z.B. Katzen und Hunde Gesten mit gegensätzlicher Bedeutung – Pfote heben).

Notizen

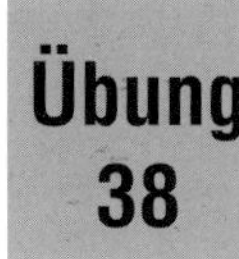

Übung 38

Formen

Vorbemerkungen

Die Hände werden mit zunehmendem Alter immer weniger für verschiedene Handgriffe benutzt und werden so allmählich immer unbeweglicher. Bei dieser Übung wird die Beweglichkeit der Hände trainiert.

Wir sprechen an

➢ die emotionale Ebene
➢ die kognitive Ebene
➢ die motorische Ebene
➢ die Sinnebene
➢ die soziale Ebene

Materialien

Für diese Übung werden Klötze in unterschiedlichen Formen sowie ein Kistchen benötigt. Das Kistchen sollte einen Deckel haben, der Öffnungen in den entsprechenden Formen besitzt, so dass die Klötze durch diese Öffnungen in das Kistchen einsortiert werden können.

Durchführung

Zuerst sollen die Teilnehmer die Formen der Klötze bestimmen. Anschließend werden die Teilnehmer aufgefordert, Gegenstände zu nennen, die für diese Formen typisch sind, wie zum Beispiel Kugel – Ball. Zum Schluss sollen die Teilnehmer die Klötze in das Kistchen einsortieren.

Varianten

- ➤ Mit den Klötzen kann etwas gebaut werden, z.B. ein Haus.
- ➤ Die Klötze werden der Größe nach sortiert.
- ➤ Die Beschaffenheit und Form der Klötze wird beschrieben.
- ➤ Unterschiedliche Farben werden bestimmt.

Notizen

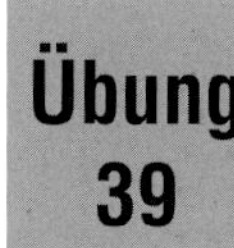

Übung 39

Dominoschlange

Vorbemerkungen

Unsere Hände benötigen wir bis ins hohe Alter. Es ist für alte Menschen oft schwer, feinmotorische Handlungen auszuführen z. B. den Knopf am Kleid zu schließen, Brot oder Fleisch zu schneiden. Es ist daher wichtig, immer wieder Übungen einzubauen, die der Erhaltung bzw. Steigerung der Beweglichkeit der Hände dienen.

Wir sprechen an

- ➤ die emotionale Ebene
- ➤ die kognitive Ebene
- ➤ die motorische Ebene
- ➤ die Sinnebene
- ➤ die soziale Ebene

Materialien

Für diese Übung werden Dominosteine oder ähnliche Klötze benötigt.

Durchführung

Die Teilnehmer werden aufgefordert, mit den Steinen entweder eine Schlange oder eine bestimmte Form, wie zum Beispiel ein Quadrat oder das „Haus vom Nikolaus" zu legen.

Varianten

- ➤ Mit den Steinen werden Türme gebaut.
- ➤ Eine bestimmte Zahl von Steinen wird aus der Mitte genommen.
- ➤ Bei Dominosteinen kann man die Teilnehmer auffordern, immer den Stein nach der vorgegebenen Punktzahl weiterzulegen.

Notizen

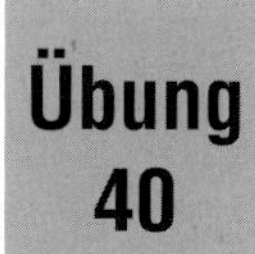

Übung 40

Verben suchen

Vorbemerkungen

Der Deutschunterricht hatte den größten Anteil an Schulstunden. Da früher die meisten Menschen kein Telefon besaßen (geschweige denn email oder Fax – die waren noch nicht erfunden!), war man ausschließlich auf Briefe angewiesen. Beim Briefe Schreiben wurden Sprachgenauigkeit und synonyme Begriffe fortwährend geübt.

Wir sprechen an

➢ die emotionale Ebene
➢ die kognitive Ebene
➢ die Sinnebene
➢ die soziale Ebene

Materialien

Tafeln, auf den Tätigkeits- und/oder Hauptwörter stehen.

Durchführung

Es wird ein Hauptwort vorgegeben, zu dem ein passendes Tätigkeitswort gesucht werden soll. Zum Beispiel wird das Wort „Kuchen" vorgegeben. Ein dazu passendes Tätigkeitswort wäre „bakken". Die Hauptwörter können aus unterschiedlichen Bereichen stammen. Zu Beginn der Übung wäre es aber empfehlenswert, die Hauptwörter aus einem einheitlichen Bereich zu wählen wie zum Beispiel Speisen, Getränke, Besuch.

Varianten

➢ Bei dieser Übung kann auch umgekehrt vorgegangen werden, d.h. es wird ein Tätigkeitswort vorgegeben, zu dem ein passendes Hauptwort gesucht werden soll.

> ➤ Synonyme werden gesucht, z.B. für „sparen“: „hamstern, einteilen, beiseite legen usw.“.

89

Notizen

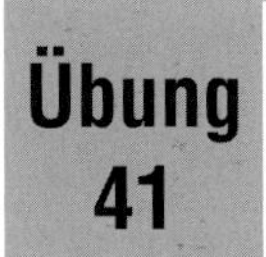

Übung 41 — Reisekoffer

Vorbemerkung

Da Reisen früher sehr ungewohnt und aufwendig war, überlegte man sehr genau, welche Dinge man auf die Reise mitnehmen sollte. Viele legten Listen in den Koffer, in denen alles Notwendige notiert war.

Wir sprechen an

- ➤ die emotionale Ebene
- ➤ die kognitive Ebene
- ➤ die Sinnebene
- ➤ die soziale Ebene

Materialien

Für diese Übung werden ein Koffer, eine Kiste oder große Tasche, ein paar Kleidungsstücke sowie ein paar Gegenstände z.B. aus den Bereichen Bad und ggf. Freizeit benötigt.

Durchführung

Um die Teilnehmer auf diese Übung einzustimmen, kann eine kleine Geschichte erzählt und ein Reiseziel bestimmt werden. Der geöffnete Koffer wird in die Mitte gestellt. Die Kleidungsstücke sowie die anderen Gegenstände werden in die Kiste gelegt. Die Kiste wird herumgereicht. Jeder Teilnehmer nimmt sich ein Teil heraus, beschreibt es, faltet es ggf. und legt es in den Koffer. Wenn alles eingepackt ist, wird der Koffer geschlossen. Anschließend werden die Teilnehmer aufgefordert, alles zu nennen, was in den Koffer gepackt wurde.

Varianten

- ➤ Reiseerlebnisse werden erzählt.
- ➤ Es wird zusammengestellt, was man für die Reise einkaufen musste.
- ➤ Verschiedene reiseformen werden aufgezählt.
- ➤ Spezielle Reiseziele und die dafür erforderlichen Voraussetzungen werden genannt.

Notizen

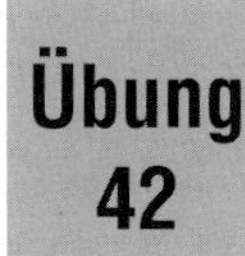

Übung 42

Klopfrhythmen

Vorbemerkungen

Auch diese Übung dient dazu, die Beweglichkeit der Hände zu erhalten bzw. zu fördern. Gleichzeitig wird die Konzentrationsfähigkeit und das Gehör geschult, das bei älteren Menschen oft in Mitleidenschaft gezogen ist.

Wir sprechen an

➤ die emotionale Ebene
➤ die kognitive Ebene
➤ die motorische Ebene
➤ die Sinnebene
➤ die soziale Ebene

Materialien

keine

Durchführung

Um diese Übung zu erleichtern, ist es empfehlenswert, vorher ein paar Lockerungsübungen für die Finger zu machen (s. Fingergymnastik). Die Klopfrhythmen sollten zuerst mit der einen, dann mit der anderen und dann mit beiden Händen durchgeführt werden. Am einfachsten ist es, wenn die Rhythmen anfangs mit allen, später mit einzelnen Fingern geklopft werden. Dazu sollten die Hände locker auf einem Tisch liegen. Bei der Vorgabe der Rhythmen sind der Phantasie keine Grenzen gesetzt, d.h. es kann nicht nur die Anzahl der Klopfschläge variiert werden sondern auch die Länge der Pausen.

Varianten

- ➤ Rhythmen können geklatscht statt geklopft werden.
- ➤ Rhythmen können miteinander kombiniert werden, so dass eine Abfolge verschiedener Rhythmen entsteht.
- ➤ Von linker und rechter Hand geklatschte Rhythmen können miteinander kombiniert werden.
- ➤ Rhythmen zum Takt von Musik können geklopft oder geklatscht werden.

Notizen

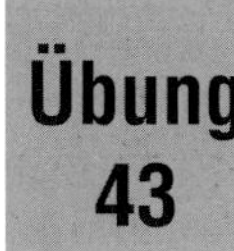

Übung 43 — Fingergymnastik

Vorbemerkungen

Die Hände, die früher viel und für viele verschiedene Tätigkeiten benutzt wurden, werden mit der Zeit immer weniger gebraucht, da viele Handgriffe nicht mehr gemacht werden müssen oder können, wie zum Beispiel beim Kochen. Aufgrund des Mangels an täglicher Bewegung werden die Hände unbeweglicher.

Wir sprechen an

➤ die emotionale Ebene
➤ die kognitive Ebene
➤ die motorische Ebene
➤ die Sinnebene
➤ die soziale Ebene

Materialien

keine

Durchführung

Bei dieser Übung ist es wichtig, die Hände zunächst auszuschütteln. Die einzelnen Fingerübungen sollten zuerst langsam durchgeführt werden bevor die Geschwindigkeit gesteigert wird. Es ist weiterhin empfehlenswert, die Fingerübungen erst mit der einen, dann mit der anderen Hand und zum Schluss, wenn möglich, mit beiden Händen durchzuführen. Als nächstes sollten die Teilnehmer mit ihren Fingern zappeln, danach die Hände öffnen und wieder schließen. Anschließend sollten die Hände zu einer Faust geballt und in dieser Haltung auf und ab bewegt werden, um auch das Handgelenk zu bewegen. Bei der nächsten Übung wird die Hand so weit geöffnet, bis die Finger gestreckt sind. Die Handfläche wird nun so gedreht, dass die Handinnenfläche mal nach oben und mal nach unten zeigt, d.h. es findet diesmal eine Drehbewegung im Handgelenk statt. Wichtig ist hierbei, dass sich nur die Hand und nicht der ganze Arm bewegt. Im Anschluss daran sollte jeder Finger einzeln auf und ab bewegt werden. Danach sollte versucht werden, die Finger einzeln und nacheinander zum Daumen zu führen.

Variante

> Die einzelnen Übungen können so miteinander kombiniert werden, dass eine Art Fingertanz entsteht, d.h. es wird eine bestimmte Reihenfolge der Übungen mit entsprechenden Wiederholungen festgelegt.

Notizen

Übung 44   Hände in Gips

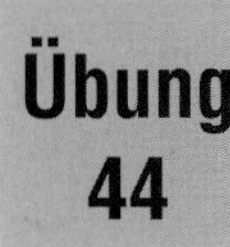

Vorbemerkungen

Die Hände sind die wichtigsten Werkzeuge des Menschen. Früher haben die Hände täglich viele Handgriffe ausgeführt. Der Blick auf die Hände verriet oftmals etwas über die täglichen Aufgaben der Person. Im Alter werden die Hände immer weniger benutzt, was eine zunehmende Unbeweglichkeit zur Folge hat.

Wir sprechen an

- die emotionale Ebene
- die kognitive Ebene
- die motorische Ebene
- die Sinnebene
- die soziale Ebene

Materialien

Es werden Gips, ein altes Messer, ein alter Löffel, Zeitungspapier, Pappteller, Wasser- oder Plakafarben und Pinsel benötigt.

Durchführung

Am Anfang der Übung werden die Teilnehmer aufgefordert, ihre Hände einmal genau zu betrachten und sie zu beschreiben. Danach wird der Tisch mit Zeitungspapier ausgelegt und der Gips angerührt. Ist die Gipsmasse fertig, wird sie mit dem Löffel auf die Pappteller verteilt und mit dem Messer glattgestrichen. Dann wird eine Hand in den Gips gedrückt. Wichtig ist hierbei, dass der Druck möglichst gleichmäßig verteilt wird. Die Hand sollte in der Gipsmasse ein paar Minuten (diese Zeit ist abhängig von der Feuchtigkeit und der Dicke der Masse!) liegenbleiben bis der Gips ganz leicht angetrocknet ist. Die Hand kann vorsichtig herausgenommen werden, wenn der Abdruck klar und deutlich erkennbar ist. Der Abdruck muss nun einige Zeit (wieder abhängig von Feuchtigkeit und Dicke des Abdrucks) trocknen. Ist der Abdruck fast ganz trocken, lässt er sich leicht vom Pappteller ablösen. Wenn der Abdruck vollkommen trocken ist, kann er mit Wasser- oder Plakafarben angemalt werden.

Varianten

➤ Weitere Gesten für die Hände werden ausgedacht und ausgeführt (s. Übung 37).
➤ Verschiedene Arbeiten für die Hände – z.B. im Haushalt – werden nachgeahmt.
➤ Sprichwörter und Redewendungen, die sich auf Hände beziehen, werden gesucht (z.B. „Es liegt auf der Hand").

Notizen

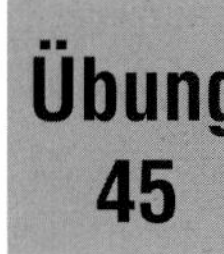

Übung 45

Malen

Vorbemerkungen

Schulen legten früher bei der Ausbildung der Mädchen besonders großen Wert auf Handarbeit und künstlerisch musische Fächer, weniger auf Mathematik und Naturwissenschaften. Im künstlerischen Bereich wurde die Kreativität besonders gefördert.

Wir sprechen an

➤ die emotionale Ebene
➤ die kognitive Ebene
➤ die motorische Ebene
➤ die Sinnebene
➤ die soziale Ebene

Materialien

Für diese Übung werden Papier, Mandalas, Buntstifte und / oder Filzstifte benötigt. Bilder von großen Kunstwerken.

Durchführung

Die Teilnehmer können bei dieser Übung wählen, ob sie lieber Mandalas ausmalen oder sich selbst ein Motiv ausdenken möchten. Weiterhin bleibt es den Teilnehmern überlassen, welche Farbstifte sie benutzen möchten. Es kann aber auch ein Thema vorgegeben werden, sollte dies den Teilnehmern leichter fallen.

Varianten

➤ Um eine tiefere Entspannung zu erreichen, sollte ruhige Musik im Hintergrund laufen.
➤ Mögliche Gesprächsthemen: „Lieben sie Kunst?" und wenn ja „Welche Art?", „Waren Sie früher selbst künstlerisch tätig?"

> Die Teilnehmer erzählen, was ihnen die selbst gemalten Bilder sagen.
> Die Teilnehmer nennen große Maler und ihre Werke.
> Maler und Werk werden von den Teilnehmern aus ihrer Entstehungszeit erklärt.

Notizen

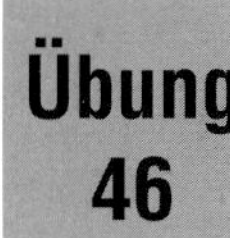

Übung 46

Jahreszeiten

Vorbemerkungen

Früher waren die Menschen nicht nur mehr mit der Natur verbunden, sondern sie haben auch mehr mit ihr gelebt, denn der Lebensrhythmus wurde überwiegend durch die Natur bestimmt (z.B. Ernte- oder Pflanzzeit). So waren viele Tätigkeiten an eine bestimmte Jahreszeit, wie z.B. das Einkochen von Marmelade, gebunden.

Wir sprechen an

> die emotionale Ebene
> die kognitive Ebene
> die motorische Ebene
> die Sinnebene
> die soziale Ebene

Materialien

Für diese Übung können unterschiedliche Materialien verwendet werden. Der Fantasie sind hier keine Grenzen gesetzt. Gut eignen sich Krepp- und Tonpapier, Pappe, Watte, Filzstifte, kleine Äste, Blätter und Trockenblumen. Außerdem werden eine Schere und Kleber benötigt.

Durchführung

Zu Beginn der Übung nennen die Teilnehmer die vier Jahreszeiten und geben an, welche Monate zu welcher Jahreszeit gehören. Anschließend beschreiben die Teilnehmer die Veränderung der Bäume zu den verschiedenen Jahreszeiten. Danach schauen sich die Teilnehmer die Materialien an und entscheiden sich für eine Jahreszeit. Jetzt können die Teilnehmer beginnen, „ihren" Baum zu basteln und zu gestalten. Der Fantasie der Teilnehmer sind hier keine Grenzen gesetzt. Sie können sich z.B. einen Baumstamm aufmalen oder ihn mit Hilfe der kleinen Äste gestalten. Je nachdem, um welche Jahreszeit es sich handelt, können sie die Watte als Schnee verwenden, Blätter ausschneiden oder Blüten basteln.

Varianten

➢ Für die einzelnen Jahreszeiten typisches Obst und Gemüse wird aufgezählt.
➢ Feste, die zu unterschiedlichen Jahreszeiten gefeiert werden, werden genannt.

Notizen

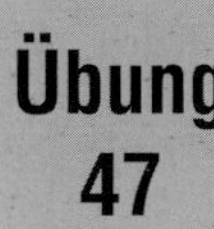

Übung 47

Schmückendes Beiwerk

Vorbemerkungen

Da früher die meisten Frauen nähen konnten und aus Kostengründen auch selbst Kleidung anfertigten oder abänderten, gab es auch entsprechende Angebote an Stoffen, Schnitten und Nähutensilien aller Art in zahlreichen Geschäften. Viele dieser Dinge sind heute nur noch in wenigen Spezialgeschäften zu bekommen. Es gab Strumpfbänder, Leibchen, an denen Strümpfe befestigt wurden, Manschettenknöpfe oder den „Vatermörder" (Herrenhemdkragen), verschiedenste Schnallen für Hüte, Mäntel oder Kleider. Mit diesen modischen Accessoires soll in dieser Übung gearbeitet werden.

Wir sprechen an

➤ die emotionale Ebene
➤ die kognitive Ebene
➤ die Sinnebene
➤ die soziale Ebene

Materialien

Schnallen aller Art, Strumpfbänder, Bettwäsche mit Monogrammen (Paradekissen), Hüte, Bilder von Kleidung aus der Nachkriegszeit, Mieder, Pailletten usw.

Durchführung

Die Teilnehmer betrachten die mitgebrachten Stücke, benennen sie und erklären, was man früher damit gemacht hat und woher sie selbst diese Dinge kennen. Sie sprechen über die Modeentwicklung und darüber, was Frauen, Kinder und Männer bei der Arbeit trugen oder wie sie sich schmückten, wenn sie ausgingen.

Varianten

> Es werden Gespräche über die Verwendungsmöglichkeiten der mitgebrachten Materialien geführt (z.B. blanke Knöpfe als Zierknöpfe, mit Baumwolle bezogene Knöpfe bei Bettwäsche, Hornspangen als Haarspangen usw.).
> Nach dem Alphabet nennen die Teilnehmer schmückendes Beiwerk.

Notizen

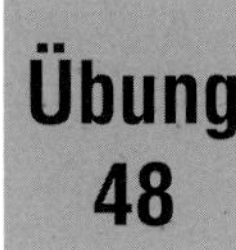

Übung 48

Wasser

Vorbemerkungen

Viele ältere Menschen wissen noch, wie Wasser aus dem Brunnen oder Bach schmeckt. Sie haben Hochwasser erlebt und gesehen, wie es wieder fiel. Sie erinnern sich an Katastrophen (z.B. an den Untergang der Titanic, an Boote, die gekentert sind, an Kinder, die in Bächen ertrunken sind). Sie wissen, was Dürre ist, und wie wichtig Wasser für Tiere, Pflanzen und Menschen ist.

Wir sprechen an

➢ die emotionale Ebene
➢ die kognitive Ebene
➢ die Sinnebene
➢ die soziale Ebene

Materialien

Mineralwasserflaschen, Kölnisch Wasser, Rosenwasser, feuchte Tücher, Bilder von Sturm und Meeresgewalten.

Durchführung

Die Gruppe schmeckt, riecht und beschreibt Dinge rund ums Wasser und wozu es der Mensch so dringend benötigt.

Varianten

➢ Es werden zusammengesetzte Wörter mit dem Wortanfang oder -ende „Wasser" gesucht (z.B. Wasserbecken, Taufwasser).
➢ Es werden Flüsse, Seen und Meere aufgezählt und beschrieben.
➢ Die Teilnehmer überlegen, wozu der menschliche Körper so viel Wasser benötigt.

> Es wird besprochen, welche Katastrophen es heute gibt, die durch
> Wasser / Wassermangel verursacht werden.

Notizen

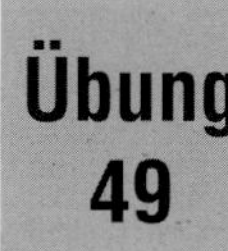

Übung 49

Die Zehn Gebote

Vorbemerkungen

Das Leben älterer Menschen wurde im wesentlichen von den Zehn Geboten geprägt. Jeder hat sie auswendig gelernt und verbindet noch heute eine Reihe von Erfahrungen, Sanktionen und Erinnerungen mit diesen elementaren Grundregeln des Lebens.

Wir sprechen an

> die emotionale Ebene
> die kognitive Ebene
> die Sinnebene
> die soziale Ebene

Materialien

Die Zehn Gebote werden auf Zettel geschrieben und auf dem Tisch verteilt. Zusätzlich kann man noch Bilder auslegen, die zum Thema passen.

Durchführung

Die Teilnehmer suchen sich einen Zettel aus, auf dem ein Gebot steht. Sie nehmen Stellung zu der aufgestellten Regel und teilen ihre Gefühle und Erinnerungen mit. Sie werden angeregt, einen Bezug zur heutigen Zeit herzustellen.

Varianten

> Es wird über die Bedeutung der Zehn Gebote in Gesellschaft und Politik gespochen.
> In diesem Zusammenhang kann über Gebote in anderen Religionen gesprochen werden.

Notizen

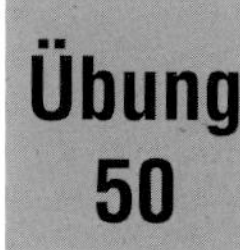

Übung 50

Wiegen, Schätzen, Messen

Vorbemerkungen

Früher hat man im Laden viel Zeit darauf verwenden müssen, die Ware abzuwiegen, da es fast nichts fertig abgepackt gab (Mehl, Zucker, Reis usw. gab es nur lose). Auch Milch wurde in der Milchkanne abgemessen und am Wagen verkauft. Damals wurden auch noch andere Maßeinheiten wie Dutzend, Groß, Elle benutzt.

Wir sprechen an

> die emotionale Ebene
> die kognitive Ebene
> die Sinnebene
> die Soziale Ebene

Materialien

Geldzählbretter, Waage, Meter-Maß, Litermaß, Messbecher.

Durchführung

Wir beschreiben einen alten Kaufmannsladen oder zeigen einen, wenn einer zur Verfügung steht. Es wird darüber gesprochen, was verkauft und in welchen Größen es verkauft wurde. Alte Maßeinheiten wie Pfund, Dutzend, Elle, Morgen werden in Erinnerung gerufen und neuen Einheiten gegenübergestellt (metrisches System: Kilogramm, Meter, Hektar). Die Teilnehmer sollen sich und ihre Leistungsfähigkeit abschätzen (Größe, Gewicht; wie weit kann man noch ohne Hilfe gehen).

Varianten

> Die Teilnehmer werden aufgefordert, mitgebrachte Mengen (Obst, Backzutaten, Nüsse u.a.) noch einmal selbst zu schätzen, abzuwiegen oder zu zählen.

> ➢ Es werden Fragen behandelt wie „Was kann man mit einem Kilo Mehl backen?" oder „Für wie viele Leute reicht ein Liter Milch?".

Notizen

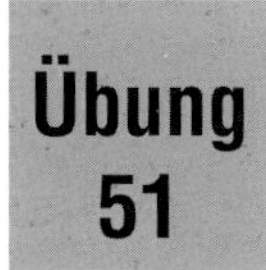

Übung 51

Geld

Vorbemerkungen

Immer schon hatte Geld einen sehr hohen Wert. Es gab für die meisten Familien früher sehr wenig davon, es musste genau eingeteilt werden, da man das Konto nicht überziehen durfte. Sparen war das Zauberwort der älteren Generation. Oftmals wurde nicht mit Geld, sondern mit Naturalien bezahlt. Besonders während des Krieges und danach war das „Hamstern" wichtig für das Überleben. Auch die Inflation und die Währungsreform waren ein tiefer Einschnitt im Leben der Teilnehmer.

Wir sprechen an

- ➢ die emotionale Ebene
- ➢ die kognitive Ebene
- ➢ die Sinnebene
- ➢ die soziale Ebene

Materialien

Alte Scheine, Münzen, Sparbuch, Sparstrumpf, Scheckheft, Geldkassetten, Euroscheckkarte, Euromünzen-, -scheine.

Durchführung

Jeder Teilnehmer nimmt Geldscheine und Münzen in die Hand und stellt fest, welche Größe, welches Gewicht und welche Beschaffenheit sie haben. Danach kann über den Wert und die Bedeutung des Geldes gesprochen werden. Es wird über den Umgang mit Geld in der eigenen Jugend und Erwachsenenzeit und der heutigen Zeit gesprochen.

Varianten

- ➤ Man erinnert sich an Schlager und Sprichwörter, die mit Geld zu tun haben.
- ➤ Man nennt andere Namen für Geld (Heiermann, Groschen, Blauer, Möpse usw.).
- ➤ Es wird über fremde Währungen und die neue Währung „Euro" gesprochen.
- ➤ Internetbanken und Geldautomaten werden erklärt.
- ➤ Geldstücke werden verdeckt herumgereicht. Es soll erraten werden, um welche Münzen es sich handeln kann.

Notizen

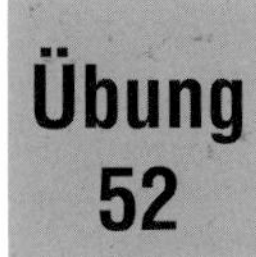

Übung 52   Blumen

Vorbemerkungen

Ein Ziergarten war früher oft Luxus, aber wenn es einen gab, wuchsen da viele verschiedene Blumen wie z.B. Stockrosen, Dahlien, Löwenmaul, Bartnelken oder Osterlilien. Diese Blumen besaßen ihren ganz eigenen natürlichen Duft, den viele überzüchtete Blumen heute nicht mehr haben. Außerdem war jede Jahreszeit durch ganz bestimmte Blumen gekennzeichnet.

Wir sprechen an

> die emotionale Ebene
> die kognitive Ebene
> die Sinnebene
> die soziale Ebene

Materialien

Für diese Übung können frische oder künstliche Blumen, aber auch Fotos von verschiedenen Blumen verwendet werden. Inzwischen gibt es auch olfaktorische Aromen, die die Übung interessanter machen und intensivieren können.

Durchführung

Sollten für diese Übung frische Blumen zur Verfügung stehen, sollten die Teilnehmer zuerst einmal an den verschiedenen Blumen riechen und versuchen, die Düfte zu beschreiben (dezent, intensiv, süßlich). Danach sollten die Teilnehmer die Namen der Blumen nennen. Anschließend sollen die Teilnehmer überlegen, zu welcher Jahreszeit die Blumen wachsen und ob es Blumenarten gibt, die in verschiedenen Farben vorkommen (z.B. Rose: rot, weiß, gelb). Danach kann jeder Teilnehmer sich seine Lieblingsblume aussuchen und erzählen, warum er diese Blume ganz besonders mag bzw.

was er mit dieser Blume verbindet (z. B. ein bestimmtes Ereignis wie Hochzeit, Geburtstag oder ein Gefühl wie Freude, Zufriedenheit).

Varianten

➤ Die Teilnehmer versuchen, einen Blumenstrauß zu binden.
➤ Sie zählen die unterschiedliche Bedeutung von Blumen auf (z.B. rote Rosen – Liebe).
➤ Nach dem Alphabet werden Blumen- bzw. Pflanzennamen genannt.
➤ Blumensorten, die heute in unseren Gärten wachsen, werden genannt und beschrieben.

Notizen

Raum für Notizen: